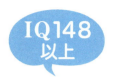

高IQ者が考えた

解くだけで頭がよくなるパズル

関口智弘

集英社

はじめに

あなたは「頭のいい人」とは、どういう人だと思いますか。

- 学歴の高い東大生のような人たち
- 外資系企業に勤めているエリートビジネスマン
- ディベートの得意な政治家
- 医者や弁護士のような難関資格を持っている人

こんな具合に、いくつか漠然とでもイメージがあると思います。そして、そのイメージはどれも間違ってはいません。

ただ、誤解してはいけないのは、これらは「頭のいい人」のごく一部、そしてほんのわずかな一面でしかないということです。もっと言うならば、これらに該当しなくても「頭のいい人」はたくさんいますし、それこそあなたが先のいずれにも該当しない場合でも、あなたもまた「頭のいい人」かもしれないのです。

はじめまして。関口智弘と申します。埼玉県出身のアラフォーで、今は自分で会社を経営する傍ら、馬主として海外の大レースを勝ち、日本人馬主のオーストラリア重賞制覇最年少記録（2019年5月現在）を持っています。そして、人口の上位2％（IQ148以上）の人だけが加入できる高IQ団体「MENSA」の会員です。

メンサについては、最近マスコミで取り上げられる機会が多く、ご存じの方も多いのではないかと思います。もちろん「いや、知らない、初耳だよ！」という場合もあるかもしれませんので、そのあたりはあとで詳しくお話しさせていただきます。

さて、自己紹介はそこそこに「頭のいい人」の話に戻ります。

大切なことなので、あらためて強調しておきます。あなたもまた「頭のいい人」である可能性があります。自覚がある方もいるかもしれませんが、まだ気づいていない方は、人生でとても損をしているので、この前書きだけでもいいので読んでください。

一般的に「頭のいい人」は勉強が得意なイメージがあると思います。先に挙げられた例も、やはり勉強が得意な人が就きそうな職業ですよね。

それゆえに、学歴がなかったり、難関資格を保有していなかったりすると、自分を「頭のいい人間」とは思えない人が多いのです。しかし、それは大きな間違いです。

「頭のいい人」という表現を、純粋に「脳の働き」として考えた場合、それは高い知能指数、すなわち高IQを持っている人のことを指します。そして、IQとは物事の処理速度や処理範囲に影響するものなので、確かに勉強にも作用する場合もありますが、それ以外のさまざまな場面でも機能しているのです。

一般にIQは、記憶力、分析力、思考力に作用すると言われています。先の例のような、世間一般に認識されている「頭のいい人」の属性は、いずれも記憶に大きなウェイトが置かれる場での勝者でしかありません。世の中には、分析、思考のウェイトが大きい場での勝者、3つを高い次元で併せ持つことが求められる場での勝者も存在しているのです。そして彼らのなかには、高学歴でもなければ、難関資格を持っているわけでもない人が少なくありません。

たとえば、トップアスリートの場合、競技の基本ルールやプレー

のセオリーなどは記憶していることでしょう。しかし、競技に際しては分析力を駆使し、どういった対応を取るかを、思考する間もなく高速で処理することを求められます。

同じように、テレビを賑わせているお笑い芸人も、お笑いのセオリーやネタなどについては最低限記憶しているでしょうし、場の空気を読むための分析力も求められることが多いです。しかし何よりも、どうすれば今この場で目立てて笑ってもらえるかという思考を高速で行い、それを出力することが求められますよね。

このように、学歴や難関資格を持っていなかったとしても、IQの出力の仕方によって目覚ましい成果を収めている方はたくさんいます。そして、彼らは例外なく、学歴や難関資格がなくとも知性あふれる雰囲気を持っています。

ただ、日本では物心つく頃には、幼稚園、小学校と記憶力競争の世界に半ば強制的に引きずり込まれますよね。そして、受験をするのが当たり前、進学するのが当たり前、というレールに乗せられてしまいます。結果として、記憶脳ばかり使うクセがついてしまうのです。

もちろん、今の日本の社会構造から言って、記憶脳を駆使して学歴や資格を取得していくことはきわめて合理的な生き方です。
しかし、人生のあらゆる場面で、記憶脳に分析や思考を邪魔されて合理的な判断ができずに失敗することも多々あるのです。

「いい大学に入って、いい会社に入れば一生安泰だ！」そんな価値観を刷り込まれて、その記憶にすがり続けて痛い目を見た人が、あなたの周りにもいるでしょう。

その一方で「会社に頼る生き方はもうだめだ！　自活できる力を身につけるべきだ！」という、一部の華々しい成功者が唱える思想に感化されて、大学に行かなかったり、会社を辞めてブログを書いている人たちの多くが、その後どういった生活をしているのかを知れば、やはり考えさせられるものがあるのではないでしょうか。

　いずれの場合にせよ、これまでの人生の記憶をベースに判断して、好ましくない結果に至っています。もし行動を起こす前に冷静に分析、思考をしていれば、違和感を覚え、他の選択肢を検討したでしょうし、現状は違っていたはずです。

　このように、分析脳、思考脳を使う習慣がないと、過去の経験やどこかで見聞きしてきた価値観に影響されて、合理的な判断や行動を取れなくなることが多いのです。だからこそ、人生を賢く、したたかに生きるためには、現状を分析する力や、思考して行動する力を身につける必要があるのです。

　本書には、普段から記憶脳ばかりに頼るクセが染みついている現代人が覚醒させるべき、分析脳と思考脳を刺激する問題を掲載しています。非常に簡単で小学生でも解けるものもあれば、いわゆる学歴エリートとされる東大生ですらほとんどの人が解けないような難問もあるかもしれません。

　問題を解いていくうちに、あなた自身も知らなかったような、自分の新たな一面に気づくことでしょう。記憶脳に支配された生き方から自由になり、分析脳、思考脳を使うことの楽しさを感じていただければと思います。

☑ チェックリスト　記憶・分析・思考

チェック1

学生時代は成績がいい方だった	Yes / No
受験や就職ではいい思い出の方が多い	Yes / No
人のウソによく気がつく	Yes / No

全部Yes ➡【記憶脳タイプ】／ Yesが2つ ➡【チェック2】
Noの方が多い ➡【チェック3】

チェック2

飽きっぽい性格だ	Yes / No
何をするにも呑み込みが早い	Yes / No
マニュアルや説明書を読むことが苦にならない	Yes / No

Yesの方が多い ➡【分析脳タイプ】／ Noの方が多い ➡【記憶脳タイプ】

チェック3

広く浅くよりも狭く深くの付き合いの方が好きだ	Yes / No
人の話を最後まで聞かずに話し始めてしまうことがある	Yes / No
人に説明するのが面倒くさいと思うことがある	Yes / No

Yesの方が多い ➡【思考脳タイプ】／ Noの方が多い ➡【記憶脳タイプ】

あなたの脳はどのタイプ？

記憶脳タイプ

　日本人の多くはこのタイプで、高学歴・資格職など、世間的にも優秀であると見られているタイプに多いです。まじめで忍耐力があるので、どこに行っても一定の評価をされます。一方で、思い込みが激しく、想定外のことが苦手。記憶力のよさが柔軟性を奪うと、視野が狭くなり時代の変化に取り残されてしまいます。老害と呼ばれないよう注意しましょう。

分析脳タイプ

　物事の本質を摑むのがうまく、いわゆる「地頭（じあたま）がいい」と言われるのがこのタイプ。合理的に考えて行動でき、要領がよく作業も早いため、仕事ができる人が多いです。一方で、うっかりミスが多く忘れっぽい、取り掛かるまでに時間がかかる、などの欠点も。客観的かつドライに映る部分があるため、相手を理解しようとする努力を怠ると人間関係で苦労します。

思考脳タイプ

　想像力を求められることが得意なタイプで、ビジネスの場でもアイデアマンとして重宝されます。問題意識を持ち向上心もあるので、行動力が伴えば大活躍できます。ただ、マイペースで理屈っぽいところがあり、理想と現実のギャップに人知れず苦しむことも。自分を理解してくれる環境に身を置くことが成功のカギになります。

　それぞれのタイプの特性がわかったところで、実際に11ページからの分析力編の問題に取り組んでみましょう！
　すんなり解ける問題、苦戦する問題、そこから自分の脳力のクセが見えてくるはずです。

目　次

はじめに ——— 2
チェックリスト　記憶・分析・思考　あなたの脳はどのタイプ？ ——— 6

分析力編　Level 1 ——— 11
Q1 ——— 13　　**Q2** ——— 15　　**Q3** ——— 17
Q4 ——— 19　　**Q5** ——— 21　　**Q6** ——— 23
Q7 ——— 25　　**Q8** ——— 27
■ コラム1　高IQ団体「MENSA」って何？ ——— 29
■ コラム2　メンサって集まって何をやっているの？ ——— 30

思考力編　Level 1 ——— 31
Q1　エースの翼のポジションはどこ？ ——— 33
Q2　テニスの王子様は誰？ ——— 35
Q3　世界のセレブも憧れる、
　　　一度は行ってみたいあの都道府県とは？ ——— 37
■ コラム3　メンサ会員はどんな仕事に就いているの？ ——— 40
Q4　川島君は甲子園で活躍できるか？ ——— 41
Q5　名門進学校の成績トップは誰？ ——— 43

分析力編　Level 2 ——— 45
Q1 ——— 47　　**Q2** ——— 49　　**Q3** ——— 51
Q4 ——— 53　　**Q5** ——— 55
■ コラム4　IQが高いと人間関係に苦労する？ ——— 57
■ コラム5　高IQは就職に有利？ ——— 58
Q6 ——— 59　　**Q7** ——— 61　　**Q8** ——— 63
Q9 ——— 65　　**Q10** ——— 67

思考力編　Level 2 —— 69

Q1 面倒な先輩のボケに付き合わされている後輩芸人は？ —— 71
Q2 まさかシンガポールであの社長が休暇を過ごすなんて！ —— 73
Q3 灼熱の総選挙を制したのは？ —— 76
■ コラム6　高IQだとトークもすべらない！？ —— 79
Q4 世界の名手はどこの国からやってきた？ —— 80
Q5 理想の恋人を探せ！　ピン芸人は誰だ？ —— 84
■ コラム7　高IQゆえのジレンマとは？ —— 88

分析力編　Level 3 —— 89

Q1 —— 91　**Q2** —— 93　**Q3** —— 95
Q4 —— 97　**Q5** —— 99　**Q6** —— 101
Q7 —— 103
■ コラム8　高IQは理系が多い？ —— 105
■ コラム9　IQは伸ばせるのか？ —— 106

思考力編　Level 3 —— 107

Q1 運気マックスな七福神の並べ方は？ —— 108
Q2 一見仲良さそうなひな壇芸人の胸の内 —— 112
Q3 抵抗勢力をあぶり出し経営危機を乗り越えろ！ —— 116
■ コラム10　高IQ児の子育てでやってはいけないこと —— 122
■ コラム11　IQが高いからこそ苦手なことがある —— 123
Q4 馬主を大儲けさせてくれた名馬たちのデビュー年は？ —— 124
Q5 国民的人気アイドルのレッスンスケジュールは？ —— 128
■ コラム12　マンガも、競馬も、アイドルも
　　　　　　興味ないんだけど……。 —— 134
Q6 メジャーリーグも注目！　最優秀スカウトマンは誰だ？ —— 135

おわりに —— 140

イラスト：田中圭一

装丁・本文デザイン：今井秀之

校正：聚珍社

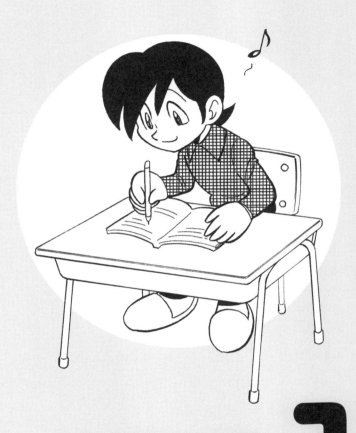

分析力編
Level 1

まずは短時間で解くことので
きるシンプルな分析問題です。
制限時間以上かかる場合は、
余計な脳力を使ってしまって
いるかもしれません。
スポーツと同じで、力みすぎ
は禁物です！

制限時間は、高IQ者ならこれくらい、
という目安です。
実際に解くのにかかった時間を記録し
てみると、自分の脳力のクセに気づき
やすいですよ。

「?」に入る数字は、次のA〜Fのうちのどれか。

9	2	7
2	1	4
7	1	5

⇒

9	7	2
4	2	1
7	5	?

A 2   B 1   C 0

D 8   E 5   F 3

B 1

〈解説〉 左の表の数字の並びを、右の表では、大きい順に並べ替えている。

一つ一つの数字を見るミクロ的視点、全体の数字を見るマクロ的視点、その両方を持てるかどうかが正解を導き出すカギです。

分析脳を使い慣れていないと、シンプルな問題を難しく考えすぎて無駄に時間を使ってしまったり、あるいは難しい熟考すべき問題を単純に考えて拙速に動き、失敗をしてしまいます。

本書のオープニングとなるこの問題は、「ＩＱ本だからきっと複雑な何かがあるに違いない」といった記憶脳からくる先入観に、いかに脳の働きが邪魔されてしまうかに気づいていただくため、あえてシンプルにしてみました。

そして「制限時間５秒」というありえない短さによって、冷静さを奪い、いつもの脳の使い方のクセが出やすくなるような仕込みもしています。
もっともメンサの入会テストなどでは、このレベルの問題なら実際に５〜10秒くらいのスピードで解いていくことが求められるのですが……。

以下の一連の三角形と同じグループに属するのは、次のA〜Fのうちのどれか。

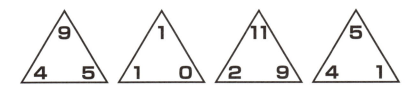

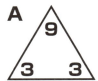
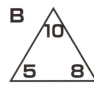
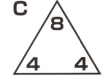

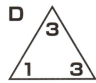

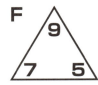

15

Q2 答え

 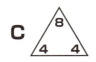

〈解説〉 下辺の２つの数字の合計が、頂点の数字になる。この条件を満たすのはＣの４＋４＝８のみ。

　ＩＱテストでもよく見るような、簡単な計算を絡めた問題です。それぞれの数字の関係を、しっかりと分析できれば、瞬時に解くことができるでしょう。また、三角形でそれぞれの数字グループが囲まれていますので、そういった意味でも関係性を読み取りやすいのではないかと思います。

　しかし、どんなに簡単な問題であっても、あなたがしっかりと分析脳を使って正解したことに意義があります。その成功体験と快感が、分析脳を使う習慣の第一歩となりますので、今のこの感覚を忘れずに、どんどん問題を解いてみましょう！

　そして勘のいいあなたはお気づきかもしれませんが……この問題は、本書を気持ちよく読み進めていただくための、いわば接待問題でした。私は元営業マンなので、こういった自分のペースに持ち込むアプローチは非常に得意としております（笑）。
　こちらの話に耳を傾けてもらうには、相手を屈服させるのではなく、まずはいい気分にさせる、というのは営業の基本セオリーですからね！

「？」に当てはまるのは、次のA〜Fのうちのどれか。

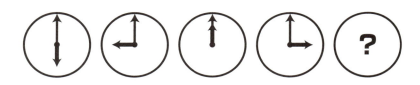

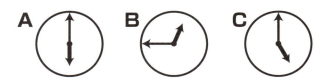

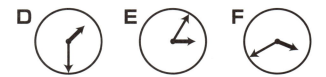

〈解説〉 それぞれの時計は、左の時計の3時間後になっている。

　ウォーミングアップがてら、一瞬でわかるような簡単な問題です。
　これほどまでにシンプルだと、これまでの人生でIQテストに限らず、学力テストなどで、何度も引っかけ問題に遭遇してきたがゆえに、かえって何か裏があるのではないか、簡単に見えるのはワナではないかと考えてしまうのが、記憶脳に縛られがちな大人の傾向です。実際、学科試験の類では、意地悪な引っかけ問題がたくさんありましたからね。

　ともあれ、そういった問題に何度も直面してきたとしても、しっかりと関係性を分析する習慣があると、自分の分析脳に自信を持てるので、あれこれと裏を深読みしすぎるようなことはなくなります。

　なお、意地悪な引っかけつながりで……。悪徳商法に引っかかると警戒心が強くなると言われていますが、実を言うと反応のパターンは「疑う」のみとなるため、思考停止に陥り、かえってリピーターになりやすいという傾向があります。
　ひねくれてしまう方が、他者にコントロールされやすくなるのでくれぐれもご注意ください。

「?」のボックスに入るマークは、次のA〜Fのうちのどれか。

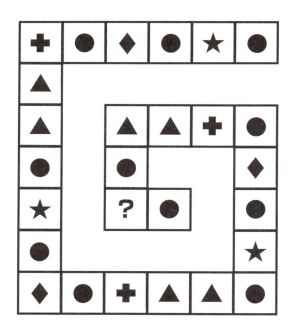

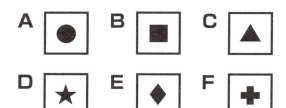

〈解説〉 ●★●◆●+▲▲という順でループしている。

　簡単な記号の羅列なのですぐに答えがわかったのではないでしょうか。

　文字や数字の場合は、それぞれに関係性や意味を見出そうとして、ドツボにハマることがあります。しかし、この問題で列記している記号のような無機質な情報の場合は、シンプルに構造を考え、冷静に分析脳を働かせられることが多いです。それゆえに、記憶脳などに邪魔されることがないので、問題としては非常に簡単になります。

　なお、仕事ができる人の多くは、問題に直面したときに、分析脳を発動する上で障害となる余計な情報をしっかりとそぎ落としてから、シンプルな構造で考える傾向があります。

　いついかなる時も、この問題のように、情報を無機質な記号に置き換えて考えられるようになると強いですね。

　実社会で直面する問題は、人間関係やら感情が絡むがゆえに、なかなか複雑になりがちではありますが……。

「?」に入るタイルは、次のA〜Fのうちのどれか。

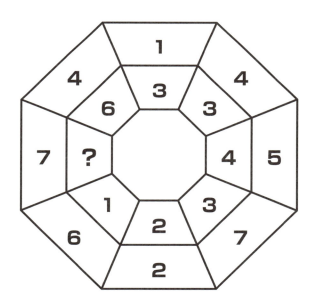

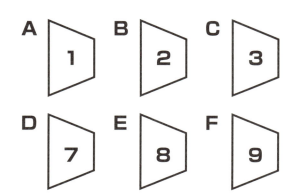

Q5 答え   B 2

〈解説〉 内側と外側のタイルの合計が向かい合う側と等しくなっている。

該当部分の向かい側は4＋5＝9なので、7に足して9になる2が正解となる。

見慣れない形なので初めは戸惑うかもしれませんが、きわめてシンプルな構成になっていて、数字も小さいので、法則に気づきさえすれば……といったレベルの簡単な問題です。

一般に、分析脳や思考脳が停止しがちなのは、初見の型に出会ったときです。記憶脳で引き出せないと、過去に似たようなパターンがなかったか、忘れていないかと、より一層、記憶を深くたどり始めてしまいます。学力試験のときのクセが染みついていて、記憶脳が生きない場面ですら、記憶脳にすがってしまうのです。

ちなみに、こういうクセがある人は、過去の出来事を無理やり今の出来事に関連付けて考える傾向があります。

スピリチュアル好きの方に多い性質ですが、度を越すと怪しい宗教などにハマりだすこともあるので注意した方がいいでしょうね。

物事には常にフラットに接し、分析を行う習慣を身につけるよう意識しましょう。

「?」に入る数字は、次のA〜Fのうちのどれか。

A	118	R
J	?	C
E	526	Z
F	611	K
M	1315	O

A 103　B 156　C 236

D 301　E 389　F 485

A 　103

〈解説〉 右側と左側のアルファベットの順番をつなげて記載している。
　A＝1、R＝18、ゆえに118となる。そのためJ＝10、C＝3であるため、103が正解となる。

　アルファベットを数字に置き換えて考えるタイプのIQ問題は多いですが、これはその数字をただ並べただけのきわめてシンプルな構成になっています。

　下にいくほど数字が大きくなっていることから、当てずっぽうでは103を選びづらい仕掛けになっています。選択肢をいずれも次の526よりも小さい数字にしているあたりも、計算で考えていると惑わされやすいのではないでしょうか。

　なお、この問題の本質とは若干異なりますが、情報の置き換えというのは、ビジネスの場でも重要なスキルとなってきます。
　物事を考えるときは、感情や先入観を取り去るために、固有名詞を記号に置き換えた方が合理的に判断できますからね。
　自分の嫌いな人の言った意見だと、なかなか心情的に受け入れがたい場合もあるでしょうが、それが「Aさん」などになっていると、聞く耳を持てるものです。

「？」に入るタイルの適切な組み合わせは、次のA〜Fのうちのどれか。

A	B	E	C	B	F
B	F	F	C	A	B
E	F	A	C	F	B
C	C	?	D	E	A
B	A		E	A	F
F	B	B	A	F	A

A [A / A]   B [A / D]   C [E / B]
D [C / F]   E [E / E]   F [F / C]

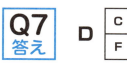

〈解説〉　タテの1列目はヨコの1列目、タテの2列目はヨコの2列目と、それぞれ同じ並びになっている。
したがって、ヨコの3列目の並びから、タテの3列目の並びは「EFACFB」となる。

　タイルという表現や、枠線での区切りを刷り込まれると、なかなか構成要素をフラットに見ることができなくなります。こういう枠組みの押しつけは分析脳の働きを阻害するため、ひとたびそれに縛られてしまうと、こういったシンプルな構成の問題ですら解けなくなります。

　記憶脳、分析脳、思考脳それぞれの働きを認識したとしても、しっかりとそれらを活用できるかどうかは、また別問題です。素直にそれぞれの脳力を発揮させてくれるお膳立てができているとも限りません。
　この問題を解くにあたって邪魔になるタイルという表現や、枠線の区切りは、まさに現代社会において分析脳の発動を阻害する、複雑なしがらみを感じさせるものですね（笑）。

　なお、しがらみや感情に縛られずに合理的判断に徹することのできる人は、実社会におけるこの手の分析の阻害要因も一瞬で取り払うことができます。
　この問題をサクッと解けたからといって、それができるかどうかはわかりませんが……。

「?」に当てはまるのは、次のA〜Fのうちのどれか。

制限時間 30秒

分析力編 Level 1

英語	↔	フランス語
応援団	↔	空手部
ビーフ	↔	牛肉
オーストラリア	↔	ニュージーランド
?	↔	犯人

A 逮捕   B 指名手配   C 探偵

D 警察   E 共犯者   F ドラマ

D 警察

〈解説〉 左側は、それぞれ最初の音節をアルファベットに置き換えることができる。
同じ条件を満たすのは「Kさつ」のみ。

　意味のある単語は、脳内にそのイメージを浮かばせるため、時にそれが記憶脳の引き金となり、分析脳の働きを阻害する場合があります。この問題のように、対応する右側の欄に類義語や対義語を思わせるような単語が並ぶと、なおさらその傾向は強くなります。実際には、解答に際して右欄の単語は全く考慮する必要のない情報なのです。

　ボキャブラリーが豊富で、なおかつそれぞれの言葉に関する情報を多く持っている人ほど、この手のドツボにハマる傾向があるので注意したいものですね。

　痕跡を残すとまずい悪徳商法は、こういった単語の持つ様々な情報によってターゲットに自ら行間を埋めさせ、都合のいい解釈へと誘導しワナにはめます。この問題に手こずった方は、くれぐれもご注意ください。

コラム 1 高IQ団体「MENSA」って何？

最近、メディアで取り上げられることも多くなった「MENSA」。1946年にイギリスで設立された、全人口の上位2%のIQ（具体的な数字は公表されていませんが、およそIQ148以上と言われています）の持ち主であれば、試験に合格することで誰でも入れる国際グループです。学歴や職業はもちろんのこと、国籍、人種、宗教などについても一切問われません。

メンサは、高IQ者同士の交流による社会貢献を目的として設立された団体です。研究職などの世界で名声を得ている著名人や、実業界のそれぞれの分野で目覚ましい成果を上げている会員も存在しています。

というのが、いわゆる表向きの発足理由ですが……。実は、裏の目的があったと言われています。

なんでも、設立者の妹が高IQすぎるがゆえに、価値観の合う相手がなかなか見つからず、それを不憫に思った兄が、高IQ男女の出会いの場としようと考えたとか。

学術的な交流云々というのはあくまで建前で、その成り立ちは出会い系サークルのようなものだったとしたら、面白いですね。

もっとも、現在も発足時の本音の部分が組織に残っているかというと、私の知りうる限りでは、今のメンサからはそれを感じることはありません。年に1～2組程度はメンサ内での結婚があるようですが……。

社会に出るとなかなか新しい友人を作るのが難しい中で、利害関係のないフラットな友情を育む一つのきっかけ、社会人サークルのような位置づけと考えると一番わかりやすいと思います。高IQ縛りこそありますが、所属している方の大半は普通の会社員ですし、特に気後れすることなく付き合える方がほとんどです。

日本支部であるジャパンメンサでは、毎月、東京と全国数ヶ所で入会テストを実施していますので、興味があればぜひ受けてみるといいでしょう。受験料は1万円で、生涯で3回まで受験できます。
メンサ公式HP：https://mensa.jp/

コラム 2　メンサって集まって何をやっているの？

　高IQ者同士の交流を目的としているメンサですが、具体的な活動としては、定期的に公的・私的なオフ会が開催されています。

　そこでどんなことが行われているのかわからないことには、メンサのイメージも撫みにくいと思いますので、ここでいくつか紹介してみましょう。

1．読書会

　最近読んだ面白い本を持ち寄って、それを紹介し合う会合です。基本的には土日にどこかしらのカフェに集まって2時間程度行われます。高IQ団体のイメージとは裏腹に、学術的な本ではなく、趣味の本（小説やマンガなど）を持ち寄るケースが多いです。

2．ゲーム会

　私は参加したことはありませんが、ボードゲームなどを一緒に楽しむ会合です。メンサにはボードゲーム好きが多く、自作している方もいらっしゃいます。いわゆる高IQのパブリックイメージ通りの人が集まる会合ではありますが、ゲームを介してのコミュニケーションとなるの

で、意外ととっつきやすいとのことです。

3．食事会&飲み会

　ごくごく普通の食事会、飲み会も開催されています。みんなで話題の店に行こう！という場合もありますし、同年代や、近隣に住んでいる人たち同士の集まりなどもあります。おおむね3000～5000円程度の参加費がかかりますが、参加人数が多いのでいろんな人と知り合える機会は多いです。

　いずれも、あまりお金を使うような性質のものではないので、学生や若い方でも気軽に参加できるのが特徴です。

　学校や会社などのつながりのない人といきなり会うのは不安に感じる方も多いかもしれませんが、それはお互い様なので、案外すぐに打ち解けられるものです。勇気を持って一歩を踏み出してみましょう。

　なかには会員以外でも参加できる会があるので、メンサの公式ホームページを見てみるといいと思います。

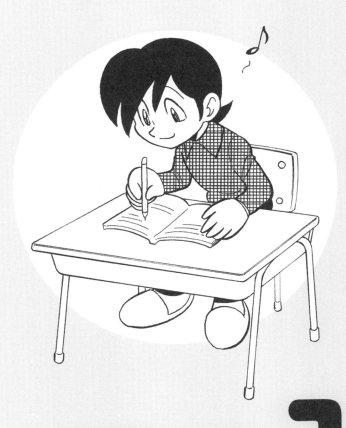

思考力編
Level 1

電車の中で見かける中学受験
塾の広告を思わせるような問
題です。
シンプルな構成なので、まず
は楽しみながら解いてみてく
ださい。

なお、制限時間には問題を読む時間は
含まれません。あくまで思考するため
の時間の目安です。

エースの翼のポジションはどこ？

　今年も南葛中学サッカー部には、将来有望な新入生が入部してきました。それぞれの発言から、メンバーのポジションを特定し、翼のポジションを当ててください。
　ポジションはＧＫ（ゴールキーパー）、ＤＦ（ディフェンダー）、ＭＦ（ミッドフィルダー）、ＦＷ（フォワード）の４種類で、必ずどのポジションにも１人以上の新入生がいるものとします。

翼　「どのポジションも２人以下なんだね！　これなら3年になったときにも戦力的な偏りが出なさそうでいいね！」

来生　「俺は中学でも滝と同じポジションでいくぜ！」

森崎　「俺はスーパーガンバリＧＫだからゴールは任せろ！　それはそうと、井沢はＤＦかＦＷにすると思ったのに意外だな」

井沢　「俺も翼もＧＫじゃないよ。南葛には不動の守護神がいるからね！」

石崎　「なんだよー。俺と同じポジションの奴いないじゃんかよー」

滝　「翼か石崎のどっちかがＤＦだよ」

　自分のポジションを明言しているメンバーから固めていきましょう。

MF

〈解説〉　まず、森崎の「俺はスーパーガンバリGK」発言から、森崎のGKが確定します。そして、森崎の発言「井沢はDFかFWにすると思ったのに（しなかった）」と、井沢の発言「俺も翼もGKじゃない」から、井沢のMFが確定します。

　来生の発言「滝と同じポジション」、翼の発言「どのポジションも2人以下」から、来生＆滝のポジションはDFかFWということになります。そして滝の発言「翼か石崎のどっちかがDF」からDFの1枠が埋まるため、来生と滝はFWであることが確定します。

　そして石崎の発言「俺と同じポジションはいない」から、石崎はすでに井沢で1枠埋まっているMFではなくDFであることがわかります。また、同時に翼がDFではないことが確定します。

　残ったポジションはMFのみなので、翼のポジションはMFとなります。

　サッカーの知識がなくても、情報をしっかりと整理することができれば簡単に解くことができる問題です。まずは自分のポジションを明言しているメンバーから順にしっかりと整理していくことがスピーディーに解くポイントです。

　ちなみに、この問題は人気サッカーマンガ『キャプテン翼』の設定に忠実になっています。それゆえに、原作をご存じの方ならばある程度のあたりをつけて問題に臨めたのではないでしょうか。

　時に、その手の予備知識や先入観は、ひっかけ問題でつまずく要因にもなるので注意したいところですね。

テニスの王子様は誰？

　仲良し3人組の慎吾、剛、吾郎の3人は、年齢（16歳／17歳／18歳）も、入っている部（サッカー／野球／テニス）もそれぞれ違います。彼らについてわかっている情報は……

- 18歳の人はテニス部ではありません。
- 剛より1歳年下の吾郎は、野球部ではありません。
- サッカー部ではない18歳の人は慎吾とよく遊びに行く仲です。

ということですが、これだけではまだ誰がどの部なのかがわかりません。そこで、あと何がわかれば「大学生になったらテニサーに入ってモテモテになるんだ♪」と息巻いている、テニス部員は誰なのかを特定することができるでしょうか。

1．18歳の人は剛ではありません。
2．サッカー部の人とテニス部の人は2歳離れています。
3．16歳の人はサッカー部ではありません。
4．吾郎も慎吾もサッカー部ではありません。
5．慎吾は野球部ではありません。

　まずはわかっている情報だけで特定可能なものはないかを確認しましょう。

3

〈解説〉 まず「18歳の人はテニス部ではありません」「サッカー部ではない18歳の人は慎吾とよく遊びに行く仲です」ということから、18歳の人は野球部員であることがわかり、なおかつ剛か吾郎であることがわかります。

そして「剛より1歳年下の吾郎」という表現から、18歳の野球部員は剛で、吾郎が17歳、慎吾が16歳というところまでわかりました。

あとは吾郎と慎吾のどちらがサッカー部で、どちらがテニス部かということがわかればよいので、「16歳がサッカー部ではない」という条件によって、吾郎がサッカー部、慎吾がテニス部であることが確定できます。

提示されている情報が不十分なときに、あと何がわかれば問題解決に至るのか？ その分析力と思考力が問われる問題です。条件がすべて明らかになっていれば、小学生でも解けるような簡単なマッチングパズル問題なのですが、条件が1つ欠けただけで難易度は高まり、大人向けのロジカルシンキング問題となります。

実生活においても、何らかの問題を解決するにあたって、すべての材料がそろっている場面はまずありません。聞き込みなり、調査なりをして、空白のピースを埋めていくことが求められます。

いわゆる質問力があり、自分で考えて行動できる有能な方は、この手の問題を非常に得意としています。一方で、事細かに指示をされないと動けない人、自分で考えて行動できない人は、不十分な情報では手が止まってしまいがちです。

世界のセレブも憧れる、一度は行ってみたいあの都道府県とは？

　今年も世界のセレブが選ぶ、観光して楽しい日本の都道府県ランキングが発表されました！　上位6位に入ったそれぞれの都道府県の方々の言葉からランキングを考えてみましょう。

東京都民
「そりゃまー大阪に勝てたのはうれしいけどね！　やっぱり北海道のブランドイメージにはかなわなかったなぁ」

北海道民
「食材の鮮度だけじゃグルメ王国は名乗れませんね。美食の都・福岡、石川には完敗です！　でもまさか埼玉に負けるなんて！」

石川県民
「ライバル視していた福岡に負けたのは悔しいですね。でも、首都東京よりも上位に入れたことを誇りに思いたいです」

大阪府民
「なんでやねん！　なんでワイらが、東京の下やねん！」

埼玉県民
「福岡よ、今日限りで美食の都の看板は下ろしてもらうよ」

福岡県民
「素材と鮮度だけで勝負しとったんや先はなかよ、北海道のみなしゃん！　美食ん都、福岡県の実力ば思い知ったと？」

Q3 答え 1位：**埼玉** 2位：**福岡** 3位：**石川**
4位：**北海道** 5位：**東京** 6位：**大阪**

〈解説〉　まず、それぞれの言葉がまちまちで、主観や意見が盛り込まれているので、順位を決定する情報だけを抽出して整理します。

条件1：東京は大阪より上位で、北海道より下位
条件2：北海道は福岡、石川、埼玉より下位
条件3：石川は東京より上位、福岡より下位
条件4：大阪は東京より下位
条件5：埼玉は福岡より上位
条件6：福岡は北海道より上位

すると、いくつか情報の重複が見られることがわかります。条件4は条件1に含まれ、条件6は条件2に含まれるため、順位を決定する条件は以下の4つだけになります。

条件1：東京は大阪より上位で、北海道より下位
条件2：北海道は福岡、石川、埼玉より下位
条件3：石川は東京より上位、福岡より下位
条件5：埼玉は福岡より上位

条件1、条件2より、北海道より上位が3県あることから、北海道以下の順位は確定されます。
？位　福岡、石川、埼玉　→　4位　北海道　→　5位　東京　→　6位　大阪

38

あとは、福岡、石川、埼玉の序列を明らかにするだけです。

条件３より、石川が福岡より下位であることがわかります。したがって、石川の１位はなくなり、２位か３位となります。

そして、あとに続く条件５より、埼玉が、石川より上位の福岡のさらに上位ということになるため、上位３県は以下のように確定します。

１位　埼玉　→　２位　福岡　→　３位　石川

解答のポイントは、まずあなたが持っているそれぞれの都道府県に関する先入観を取り払い、問題文中の発言のみに耳を傾けることです。そして、発言に含まれている主観や意見を排除して、事実だけを抽出すること。抽出された条件の内容の重複などを削除して、シンプルな構成にすることです。

なお、人気の観光地といえば北海道、そして魅力のない県といえば埼玉県というイメージが一般的です。そういったイメージが刷り込まれていると、先入観からか各々の県の方々の発言にいちいち共感したりしてしまい、意見を排除して事実だけを抽出するというプロセスに至らない場合があります。

物事を分析する際は、常にフラットに向き合うことが本質を見落とさない上で非常に重要なのです。

コラム **3** メンサ会員はどんな仕事に就いているの？

会員だけが閲覧できるFacebookコミュニティが存在することから、メンサのFacebookユーザー率は非常に高いです。そして、Facebook上でつながっている人たちも多いので、そこから彼らの普段の生活や職業を垣間見ることもできます。

彼らの職業を見てみると、一定の傾向があることがわかります。とにかく、資格系職種が多いということです。

医師、歯科医師、弁護士、税理士といった難関資格はもちろんのこと、特定職種でしか使わないような技能資格を有している方も少なくありません。

なぜこういった傾向があるのかといえば、資格試験に合格するには、知識を記憶する力が必要だからです。そして、高IQの場合は記憶力方面にその力を発揮すれば、有利に働くからでしょう。

資格系職種は雇用される側である場合が多いため、ある程度収入の天井は決まっています。そのため、飛び抜けてお金持ちになれるわけでは

ありませんが、一定以上の収入が保証されることから、安定した人生を送っている人が多い印象です。

その他に、会社勤めをしている方の傾向として、プログラマーやエンジニアなどの技術者が多いということがあります。高IQであるがゆえに技術の習得が早く、正確に処理できるので、やはり向いているのでしょう。

ちなみに、私のように自分で会社を経営している人もちらほら見かけますが、その割合は高くなく、一般社会における割合と大差ないですね。会社勤めをしている場合でも、特別若くして出世しているとか、そういった方も見受けられません。

資格系職種に強いということ、そしてプログラマーやエンジニアのような正確かつスピーディーな処理能力が求められる仕事に適性がある人が多い――。

このあたりがメンサ会員の職業の傾向と言えるでしょう。

川島君は甲子園で活躍できるか？

　甲子園の常連である名門・富豪ヶ丘高校の野球部の主力メンバーが、夏の甲子園の優勝祈願のため神社にお参りに行きました。そして、おみくじを引いたのですが……。

　メンバーそれぞれの発言から、川島君が引いたのは何かを当ててください。おみくじには大吉・中吉・吉・末吉・凶・大凶があるものとします。

北岡　「やっぱワイらのチーム、持っとるわ！！　凶も、大凶もおらんくて！　いっちゃんあかんのでも末吉やもん！　ワイは強運やさかい、もうちょいよかったしのう」

永渕　「ほら！　見てください先輩！！　僕だけ大吉！　エースが大吉ってめちゃ幸先いいでしょ！！」

井上　「吉かー。……まぁキャプテンの僕にはこれくらいがちょうどいいかな（笑）」

川島　「あぁ……微妙ですね。しかも僕と同じのを引いたメンバーがあと２人も……」

峯島　「え？え？マジで？　リードオフマンの俺がこれって超幸先悪くね？　もう１回引いてもいいよね？」

松本　「永渕ハンパないな！！　でも俺も甲子園の申し子北岡よりいい運勢だからキテるな！」

Q4 答え 吉

〈解説〉　　井上君が「吉か」と言っているので、井上君の吉が確定。永渕君が「僕だけ大吉」と言っているので、永渕君の大吉と、それ以外のメンバーの大吉以外が確定します。

　北岡君の発言から、北岡君は末吉ではなく、中吉か吉だとわかります。そして、松本君の発言から「松本＞北岡」となり、加えて先の永渕君の「僕だけ大吉」発言から、この序列を成立させるには松本君が中吉で、北岡君が吉しかありえません。
　ここまでをまとめると以下の通りです。そして残るは問題の川島君と峯島君。

	大吉	中吉	吉	末吉
北 岡	×	×	○	×
永 渕	○	×	×	×
井 上	×	×	○	×
川 島	×			
峯 島	×			
松 本	×	○	×	×

　川島君は「僕と同じメンバーがあと２人」と言っていますが、上記の表を見ればわかるように、すでに末吉は２人以下が確定しているので、川島君が末吉だとすると、その発言は成立しません。したがって、川島君は吉であることがわかります。

名門進学校の成績トップは誰？

　都内屈指の名門進学校・戦国学院高校では、大学受験を目前に控えた実力テストの日程が迫ってきました。入学以来、トップの座を激しく競ってきた戦国四天王と呼ばれる、織田君、羽柴君、徳川君、明智君の最後の決戦となります。

　そんな彼らのトップ争いを見守ってきた先生たちは、次のような予想をしていました。しかし、結果として3人の予想は外れ、1人の予想が的中しました。

　さて、最後の実力テストでトップに立ったのは誰でしょうか。

武田先生「今回は英語が難しくてそこで差が出そうだからね！　語学に明るい織田君と羽柴君のどちらかがトップじゃないかな」

上杉先生「派手さはないけど基礎をみっちりやってきた徳川君と明智君。この高校最後の実力テストで努力が花開くんじゃないかな。トップはこのコツコツ組のどちらかだよ！」

伊達先生「羽柴君は遊んでいるようでいて要領よくポイントを押さえてるからね！　最後の最後においしいところを持っていくんじゃないかな？　トップは羽柴君で決まりだよ！」

北条先生「理系科目だけで見たら断然明智君なんだろうけど、今回は文系科目で差が出たからね、トップは他の3人の誰かかな」

明智君

〈解説〉 織田君がトップだった場合、武田先生と北条先生、双方の予想が的中となってしまいます（北条先生の予想は明智君以外の３人という予想なので）。

羽柴君がトップだった場合、武田先生、伊達先生、北条先生の３人の予想が的中となってしまうので、これもありません。

徳川君がトップだった場合もまた、上杉先生と北条先生、双方の予想が的中となってしまいます。

明智君がトップだった場合、上杉先生の予想だけが的中となり、他の３人の予想は不的中となります。したがって、問題の条件を満たすことになります。

というわけで、強力なライバルたちを退けて、戦国学院高校のトップに立ち、大学受験を迎えることになったのは明智君でした！

先生たちの予想は、根拠なども盛り込まれているため、そのままだと整理しづらいです。したがって、まずは純粋に先生たちの予想がどのようなものであるかを明確にするところから着手しましょう。

また、「戦国のトップ」という表現と登場人物の名前から、先入観を持ってしまうと処理が遅くなりがちなので、注意したいところですね。この問題に限らず、世の中で直面する問題の多くには、ふとしたところに先入観や偏見を呼び起こす要素があり、それが論理的思考をする妨げになる場合があるからです。

ちなみに、私の推し戦国武将は上杉謙信です。情に深く義に生きた上杉謙信のように、正々堂々と、美しく勝つということが、ビジネスにおいても、馬主をやるうえでも、私の指針となっております。

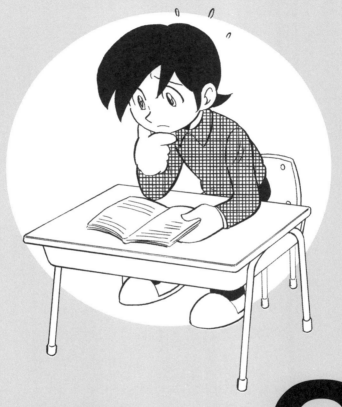

分析力編 Level 2

Level 2 の分析問題は、ただ法則性を読み取るだけではなく、柔軟な発想も求められる内容になっています。法則性や解法パターンを記憶しただけでは対応できません。こういった問題を解けるようになってはじめて、分析脳を使えるようになったと言えるでしょう。

「？」に入る数字は、
次のA〜Fのうちのどれか。

2	6	3
4	4	4
5	0	9

⇒

1	7	3
1	2	9
3	4	?

A 5
B 6
C 7
D 8
E 9
F 10

Q1 答え   C   7

〈解説〉　右の表と左の表の、それぞれ横並びの3つの数字の合計が同じになるように並んでいる。
したがって、5＋0＋9＝14なので、3＋4＋？＝14で、7が正解となる。

　分析脳を働かせる上でポイントになるのは、それぞれの情報がどのように関係し合っているかを見抜くことです。なお、Level 1冒頭の問題と同じ形式であるがゆえに、記憶脳に頼るクセのある人の場合、同じ解法で数字の並べ替えを試しがちです。

　確かに、経験に基づいた分析法を駆使することは有効です。
　しかし、本書のように問題数が限られている中では、同じ解法の問題が出てくる可能性は高くないでしょう。したがって、分析脳をうまく使える人の場合は、本書全体というマクロ的視点から、既出の解法とは違うパターンであると、ある程度の予測を立てて取り組めるので、解くスピードが速くなります。
　でもって、そういう想像力を働かせることのできる人は、仕事もできますね。

「?」に当てはまるのは、次のA～Fのうちのどれか。

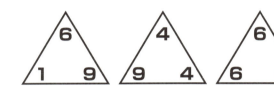
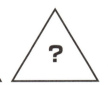

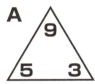
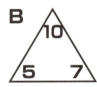
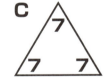

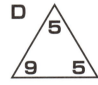
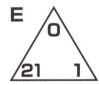
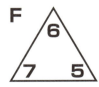

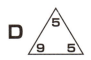

〈解説〉 左から三角形の中の数字の合計が１ずつ増えている。
16→17→18
したがって、中の合計値が９＋５＋５＝19となるＤが正解。

　Level 1での類似問題は、それぞれの三角形の中だけで解決する問題でしたが、今度はその他の三角形の数字との関係性を読み取れなければ正解を導き出すことができません。同じような問題を解くと、その解法パターンの記憶に縛られがちです。この問題は、その悪いクセが顔をのぞかせると、なかなか解けないかもしれません。

　何事もそうなのですが、慣れてくると、今まで通りのやり方で、思考や分析を放棄した記憶脳に頼った行動を取りがちです。
　しかし、それが本質を見落とす原因になったり、正解を導き出す障害となるので注意が必要です。

　なお、ビジネス書などを読んでもなかなか成長のない人には特にその傾向を見て取ることができます。
　自分の経験や記憶を最上位において情報の取捨選択を行うので、それと食い違うものを間違いだと決め付けがちなのです。Amazonなどでネガティブレビューばかり書いている方々などは、その最たる例と言えるかもしれませんね。
　当然そういった人には進歩も発展もありません。本を買うお金も、それを読む時間も無駄になるだけなので、この悪癖は直した方がいいでしょう。

「?」に入る数字は、
次のA〜Fのうちのどれか。

4	5	5	1	2
2	0	0	1	1
9	3	5	3	?

A 1　B 2　C 3

D 7　E 8　F 9

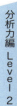

Q3 答え

A 1

〈解説〉　タテの数字の並びが日本の祝日の日付になっている。

4月29日、5月3日、5月5日、11月3日……21月はないので、2月、そして10日台にある祝日は11日なので、「?」には「1」が入る。

　数字の並びを見ると、多くの人が反射的に計算を始めがちです。IQパズルが好きな人でも、そのクセが染みついていることは珍しくありません。そうした条件反射は、典型的な記憶脳に縛られた状態であり、分析脳や思考脳が停止しがちな人に見られる傾向です。本来、分析脳や思考脳を開花させるためのIQパズルを解いたとしても、その解法パターンを記憶するという記憶脳パターンにハマっていくケースが多いので注意が必要です。

　難易度が高くなりすぎないように、メジャーな祝日のみとしましたが、山の日（8月11日）のようなマイナーで浸透しきっていない祝日が入ると、一層難しかったかもしれませんね。

　なお、自営業の私には休日も祝日もあまり関係ありません（笑）。そんな生活をしている人は「毎日が日曜日です！」なんて言っていますが、私の場合は「毎日が金曜日」です。仕事が楽しいので、休みとか関係なしに毎日働いています。でも、その気になればいつでも翌日から連休に入れますし、毎日次の日のことを気にせずに夜遅くまで遊ぶこともできています。これからの自由人のトレンドは「毎日が日曜日」ではなく「毎日が金曜日」です！

「？」に当てはまるのは、次のA〜Fのうちのどれか。

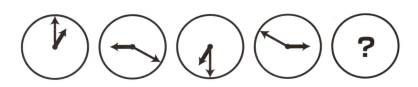

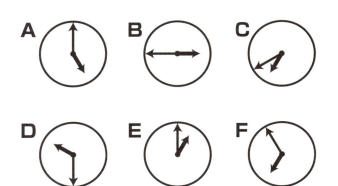

〈解説〉 時針と分針の指している数字の合計が「13」になるものが並んでいる。
これに当てはまるのは「E（1＋12）」となる。

　時計が並ぶと、多くの場合、それぞれの時間の差に何らかの法則がないかと考えがちです。これもまた、その手の問題を解いたことがあるから、という記憶脳に縛られた人にありがちな傾向です。よく見ると、通常の時計の時刻表示と微妙にズレていることがわかるはずです。

　なお、正解と針の配置が同じ時計が問題の中にすでにあるため、当てずっぽうではそれを選びづらく、ラッキーでは当たらないようにもなっています。
　学科試験では少しでもいい点を！と考えて、わからない場合でも、選択問題ならヤマカンで答えを書き込むように指導を受けることが多いですが……。そのクセを社会人になってからも持ち続けるのは、ビジネス上のミスを生みかねないので危険です。
　実際、経営者としても、そういう従業員が一人でもいると怖いです。チェック係を追加で雇わなければなりませんし、そのチェック係すら大丈夫か？となりますからね。

　ちなみに、メンサの入会テストにおいても、その手のラッキーな正解で紛れ込ませないための、ちょっとした仕掛けがあります。
　このあたりは、実際にテストを受けてみると面白いと思いますよ。

「?」のボックスに入るマークは、次のA〜Fのうちのどれか。

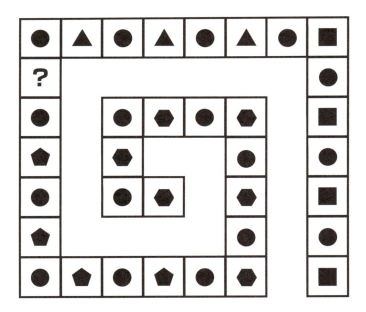

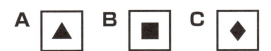

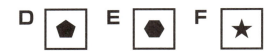

〈解説〉 ●を挟みながら、四角形は4つ続き、三角形は3つ続くといった具合に、角の数だけ同じ図形が続いている。
「?」の部分は三角形と五角形の間、三角形を3つ並べ終わった後で、かつ五角形は4つしか図に出ていないので、ここは五角形となる。

　一見、複雑に見えますが、冷静に全体像を俯瞰すると、きわめてシンプルで簡単な法則で成り立っていることがよくわかると思います。四角形が4つ、三角形が3つ、という法則に気づいたときは、ちょっとした快感すら覚えたのではないでしょうか。

　そうなのです。分析脳を使って、法則性を読み解くと気持ちいいのです。分析脳をうまく使える人は、常日頃から、人生のあらゆる場面でそんな快感を味わっています。
　私も、馬主として様々な馬の血統表を見ますが、活躍する名馬の血統パターンを発見したときは、同じく何とも言えない快感に酔いしれます。ただ、その一方で気をつけたいのは、分析脳を使って問題を解いただけで満足して増長しないということですね。分析は、あくまで判断の材料として行うものですから。

コラム 4 IQが高いと人間関係に苦労する？

一般に、IQが高すぎると人間関係に苦労すると言われています。平均的なIQとの差が大きければ大きいほど、いわゆる「普通の」コミュニケーションが難しくなるからです。

そこで、私自身の経験とメンサの友人たちの経験談から、その真偽についてお話ししたいと思います。

結論から言うと、確かに会話が通じない、と感じる機会は多いです。こちらが「わかっているだろう」と無意識のうちに省略している行間を、相手が読み取れておらず、それゆえに誤解をされたり、極論を言っているように思われてしまうのです。

たとえば、高IQの人にありがちな、こういった発言。

「来週2月の頭から海外出張で3週間会えないけど、今週末のデートどこがいい？」

この言葉には、「この時期に出かけてインフルエンザにかかりたくない」「忙しいから準備に充てたい、できればデートは帰国後がいい」「たかが3週間だから今は我慢して」といった本音が隠されています。

ただ、これらをストレートに言葉にすると角が立ちますよね。それこそ、要らぬ痴話げんかのもとにもなりかねません。だからこそ察してほしいと思い、遠回しに先のような言い回しをしているわけです。

しかし、相手がそれを読み取れずに「ディズニーランドがいい！」なんて返したとしたら、どうでしょうか。自分に対する配慮のできない相手にカチンとくることもあるでしょうし、断らなければならない罪悪感に苛まれることにもなります。いずれにせよ、その関係を心地よいとは思わないでしょう。一方で相手からすれば、これで察してくれというのは無理な話です。

このように、人は誰もが無意識に自分を基準にして「これくらいわかるだろう」「これくらい読み取ってくれるだろう」という前提で発言をすることが多いです。先の例は恋愛ですが、友達関係、仕事関係などでも、同じようなことが起こりえます。だからこそ、鼻持ちならないかもしれませんが、高IQの自覚があるならばなおのこと、相手のレベルに合わせて話す配慮が求められると言えるでしょう。

分析力編 Level 2

コラム 5　高IQは就職に有利？

メンサ会員だけがアクセスできるFacebookコミュニティでは、メンサならではのトピックでの議論がよく行われています。そこで定期的に話題に上るのが「就職で有利なのか」というテーマです。

一般的に高IQの人は物事の処理能力が高いため、人と同じ仕事をより短期間で覚えることができます。それゆえに、即戦力になりうる人材と言えなくもないのですが、一方で、頭の使い方が悪いとかえってドツボにハマりやすいという難点もあります。

それを踏まえて、はたして高IQは有利なのかどうか……ということですが、結論から言うと、就職活動においてはだいぶ不利になる場合が多いと思います。

どういうことかというと、高IQ特有の「行間を省略するコミュニケーション」では、IQの差が大きい相手にはこちらの意図した内容が伝わらない可能性があるのです。書類選考や面接試験において、審査側とのIQの差が大きいとうまく売り込めなくなってしまうわけです。

メンサの入会基準はIQ148、日本

人の平均IQは高くても110程度と言われており、「頭がいい」とされる東大生の平均IQが132です。高IQに無自覚で配慮を欠いたまま就職試験に挑んだのでは、コミュニケーション自体が成立せず、受かるのは難しい可能性があります。

もちろん、高IQ以外の部分……たとえば高学歴であったり、資格や技能といったものがあれば、そちらの方で評価され採用されることはあるでしょう。しかし、少なくとも人物評価の面で高IQを武器にするのは、ありのままに振る舞っていては難しいというのは理解しておくべきです。

高IQであるならば、それを自覚した上で周囲への配慮を行う。具体的には、行間を省略した高IQ者同士のコミュニケーションではなく、丁寧に論理プロセスを説明するような会話を心がけること。

これが、高IQであっても就職活動で不利を被らないための対策と言えるでしょう。いずれにせよ、自身が高IQであることに無自覚だと、無事に就職できたところで、営業やプレゼンなどに際して機能不全に陥ることが多いので注意が必要です。

「?」に入るのは、次のA〜Fのうちのどれか。

I	35	Z
?	19	K
N	17	C
T	39	S
O	17	B

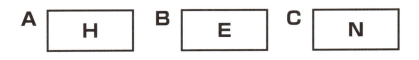

A　H　　B　E　　C　N

D　T　　E　A　　F　I

A   H

〈解説〉 I＝9、Z＝26、9＋26＝35といった具合に、左右のアルファベットを数字に置き換えた合計が、真ん中の数字となっている。
　ゆえに、K＝11に足して19になるためには、H＝8となる。

　よくあるアルファベットの数字への置換にひとひねり加えたパターンの問題です。Level 1ですでに出たパターンということをどう考えるかで、解答に要する時間は変わってくるでしょう。ともあれ、その発想を持ってさえいれば、あとは四則演算か単なる羅列かのパターンくらいしかありえないので、すぐに解くことができたのではないでしょうか。

　なお問題の作成に際して、あまりスペースが空きすぎても……と思ったので、4パターンも例を挙げていますが、難易度の高いIQパズルの場合は、2パターン、3パターンでも、それを読み取らなければならない問題などもあります。

　そして、マーケティングなど、実社会において法則性を読み取る際にも、少ない情報しか与えられないことが多いですね。
　人生には、すぐれた分析脳を持っていても苦戦させられるような問題が数多くあります。そう考えるとIQパズルなんてやさしいものだと思いませんか。

「?」に入る数字は、次のA〜Fのうちのどれか。

233	777	598	406
698	635	622	991
734	?	445	268

A 253   B 911   C 832

D 1009   E 1412   F 2330

A 253

〈解説〉 2＋6＋7、3＋9＋3、3＋8＋4……とタテに並んだ数字を足すとすべて15になる。
よって7＋6＋？＝15、7＋3＋？＝15、7＋5＋？＝15となるのは、2、5、3となる。

　3桁の数字が並び、それぞれが枠で囲まれていると、そのユニットごとの関係性を考えてしまいがちです。そこに、発想を制限する落とし穴があると言えるでしょう。

　「俺は型にハマらない人間になるぜ！」と宣言して、自分を「型にはまらないタイプの人間」という型にはめているという皮肉な例をよく見かけます。人は、無意識のうちに周りの影響を受け、思考の枠組みを勝手に作ってしまいがちです。
　この問題もまた、ただ枠に囲まれているというだけの理由で、それぞれの数字の羅列をあたかも意味のある3桁の数字だと考えてしまった人も多いのではないでしょうか。

　いついかなるときも柔軟な発想を持つためには、この手の思考停止のワナにはまらないよう、こうした条件反射をするクセをなくす必要があります。条件反射ほど、脳力を発揮する妨げになるものはありませんからね。
　なまじ人生経験を積んで、条件反射の材料となる知識や経験を蓄積すると、ことさらにそれが難しくなるので注意が必要です。

「?」に入るタイルの適切な組み合わせは、次のA〜Fのうちのどれか。

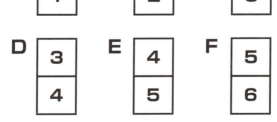

〈解説〉　四角形のヨコに並んだ数字は、奇数1→3→5→7→9→偶数2→4→6→8→0の順になっている。

　したがって「？」のタイルの下側には9の次である2が、上には0の次である1が来るため、Bのタイルが正解。

　タイルという表現や、枠線の区切りはさておき、文字列の法則性に気づくことができるかどうかがカギとなる問題です。タイルの形状がまちまちで入り乱れているため、文字列の法則性を読み取るのを阻害されています。加えて、奇数・偶数という並びも、見慣れた数列ではないため、法則性に気づくのを難しくしています。

　この手の区切りによる文字列の分断は、それ自体が1つのグループを形成しているという誤った先入観を作ることになるので、分析脳を使い慣れていない人には、ことさらに難しく感じられるのではないでしょうか。多くの人が思考を放棄してヤマカンで答えてしまうタイプの問題といえるでしょう。

　そして、ヤマカンで適当な答えを……というのは、分析脳はもちろんのこと、思考脳、記憶脳も働かなくなっているパニック状態です。一度落ち着きを取り戻すべく、わからない問題はとばして後まわしにするなどして、脳をリセットしてみましょう。

「?」に入るタイルは、次のA〜Fのうちのどれか。

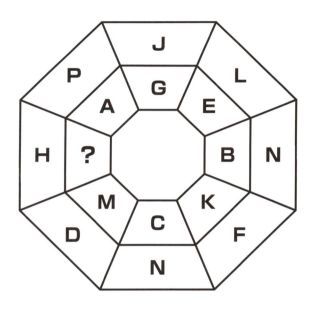

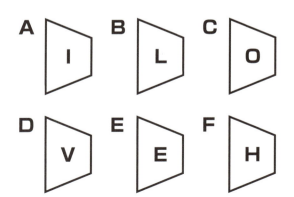

<解説> それぞれのアルファベットを数字に置き換えた合計が、向かい合うタイルの合計と同じになっている。

H＝8なので、向かい合う側の合計16と等しくするには8、すなわちHが答えとなる。

　アルファベットの数字への置き換えと、合計値の共通点を読み取ることができるかがカギとなります。いずれも、ＩＱパズル慣れしていれば、発想自体は持てると思います。そういった意味で、難易度としては決して高くはありません。

　しかし、上の3つを見ると、合計17が続いています。そのため早合点して「すべて合計が17になる組み合わせだ！」と考えて、選択肢Ａの「Ｉ」を選んでしまう人もいるでしょう。実はそれはワナで、問題部分だけが合計が16で向かい合っています。そんなちょっとしたひっかけ問題にもなっています。

　普段分析脳を使い慣れていない人の場合、法則に気づくや否や舞い上がってしまい、この手のケアレスミスを犯すことが多いです。だからこそ、気づきの快感に酔いしれることなく、冷静さを保つことと、法則が正しいものであるかを見極める慎重さを維持するように心がけましょう。
　これこそが、分析脳とうまく付き合うポイントです。

「?」に当てはまるのは、次のA〜Fのうちのどれか。

制限時間 20秒

分析力編 Level 2

最高	↔	最低
みなさん	↔	おまえら
内藤	↔	加藤
いい国	↔	悪い政府
?	↔	すき焼き

A 肉   B ネギ   C 白滝
D エノキ   E 玉子   F しめじ

67

A 　肉

〈解説〉 左の言葉はすべて数字で表記することができる。最高→３１５０、みなさん→３７３、内藤→７１１０、いい国→１１９２
　ゆえに肉→２９が正解となる。

「毎月29日は肉の日！」なんて売り文句をスーパーなどでよく見かけるので、「いい国つくろう鎌倉幕府」とセットですぐにパッと思いついたのではないでしょうか。

　この手の語呂合わせは、日常的に目にする機会が多いので、発想の切り替え自体は難しくなかったと思います。ここにもうちょっと長い単語、たとえば「斎藤奈津子→３１１０７２５」とか、「皆殺し→３７５６４」とか、「いやな奴→１８７８２」などが入ってくると桁数が大きいがゆえに語呂合わせの発想に至りづらくなり、一気に難易度が高くなります。

　なお、余談かもしれませんが、有名な語呂合わせのネタとして。「いやな奴→１８７８２」と「いやな奴→１８７８２」を足すと「皆殺し→３７５６４」になります。ともあれ、そんな殺伐とした世の中ではなく、ラブアンドピースでお気楽にいきたいものですね。

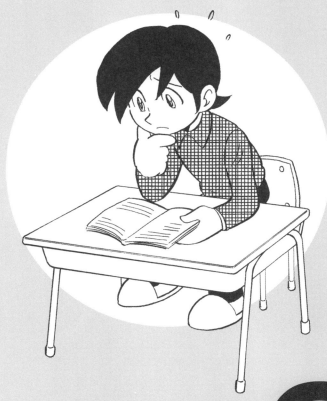

思考力編 Level 2

Level 2 の思考問題では、事実と異なる「意見」や「ウソ」も材料として含まれています。
情報の取捨選択というステップが加わり、少し複雑になった問題にチャレンジしてください。

面倒な先輩のボケに付き合わされている後輩芸人は？

制限時間 180秒

　年齢はバラバラながらも仲の良い芸人4人組が飲み会をしています。4人でわいわい楽しそうに話していますが、一番年下の芸人だけが本当のことを話して、あとの先輩芸人の3人はふざけてボケ倒しています。

　さて、厄介なボケで絡んでくる先輩芸人に囲まれて、大変な思いをしている一番年下の芸人は誰でしょうか。

岩本ガクト　「ジュニーパイセン！　ごちになりやす！！」

忍者芦田　「ガクト氏、拙者の方が年下でござるからに、注文は下っ端の拙者めがやりますでござる、ニンニン」

ジュニー西山　「おいゴルァ芦田、誰に断って先輩のワイの上座に座っとんねん！　しばき倒すぞ、ボケンダラァ！」

ダンディズ・佐々木　「いつまでん、子供んごと騒ぎなしゃんな。最年長のうちんような大人ん雰囲気ば見習いんしゃい」

　ここでは、ボケ＝ウソのことです。4人のうち3人がウソをついています。
　一気に正解を導き出そうとするのではなく、任意の2名の上下関係を明らかにしていくことから取りかかりましょう。

岩本ガクト

〈解説〉　まず、ただ一人本当のことを言っている一番若手の芸人が、他の3人より年齢が上である旨の発言をすることはありえません。

　すると、忍者芦田に対し「誰に断って先輩のワイの上座に……」と発言しているジュニー西山はボケをかましていることがわかります。そして、ボケゆえに事実とは異なり、忍者芦田の方がジュニー西山よりも先輩ということがわかります。さらに、ボケているがゆえに一番の若手というわけでもなく、2番目か3番目であることもわかります。

　次いで、ダンディズ・佐々木の「最年長」発言も年齢が上であるという意味が含まれているため、これもまたボケであることがわかります。そして同様に、ボケているがゆえにダンディズ・佐々木も一番の若手芸人ではなく、さらには最年長でもありません。したがって、ダンディズ・佐々木もまた2番目か3番目ということになります。

　以上のことから、岩本ガクトと忍者芦田のどちらかが最年長、最年少ということになります。
　そして、忍者芦田はジュニー西山よりも先輩であると先に判明しているので、忍者芦田は最年少ではありません。ゆえに、最年少は岩本ガクトということになります。

まさかシンガポールであの社長が休暇を過ごすなんて!

　今をときめく有名起業家の5人は、いずれも我の強い個性派とあって犬猿の仲。それゆえに、それぞれ異なる場所で休暇を取りました。

　行き先は次の5ヶ所。忙しい合間を縫って、シンガポールで休暇を過ごしたのは誰でしょうか。

■ハワイ　4泊5日
■ニューカレドニア　6泊7日
■シンガポール　5泊6日
■台湾　2泊3日
■香港　3泊4日

マサヨシ　「ヒロシめ……ワシより長い休暇を楽しみおってからに」

ヒロシ　「バカンスって気分じゃないからハワイとニューカレドニアはやめました」

ユーサク　「ワイハ行きたかったけど休みが足らんかったー」

タカフミ　「シンガポールにしようか香港にしようか迷ったよ」

トモヒロ　「俺の場合、いくら会社を留守にしても大丈夫だからどこでも行けるんだよね」

ヒロシ

〈解説〉　マサヨシの発言から、ヒロシはマサヨシよりも休暇が長いので、マサヨシの最長日程のニューカレドニアはなくなります。

　ヒロシの発言から、ヒロシの行き先は台湾、香港、シンガポールのいずれかとなります。

　ユーサクの発言「ハワイに行きたかったけど休みが足りない」から、それより短い日程の台湾か香港のどちらかに行ったことになります。

　タカフミの発言から、タカフミの行き先はシンガポールか香港になります。

　するとニューカレドニアで残るのはトモヒロだけですので、まずはここが確定します。そしてハワイもマサヨシしか残らないのでマサヨシのハワイも確定します。

	台湾	香港	ハワイ	シンガポール	ニューカレドニア
マサヨシ	×	×	○	×	×
ヒロシ			×		×
ユーサク			×	×	×
タカフミ	×		×		×
トモヒロ	×	×	×	×	○

マサヨシの発言から、ヒロシの休暇はマサヨシより長い。そしてハワイより長い日程で空いているのはシンガポールのみなので、ヒロシの行き先はシンガポールということになります。

なお、シンガポールがヒロシによって埋められたため、タカフミの行き先は香港、残った台湾がユーサクの行き先ということになります。

Level 1のおみくじの問題と似ていますが、自分がどこに行ったかを明言しているメンバーがいない点で、若干ですが難易度が高くなっています。

まず行き先と滞在時間の一覧がありますが、これを左の表で示したように、滞在時間の短い順に並べ替えると序列の整理が簡単になります。このひと手間をかけるかどうかで、解答に要する時間が大幅に変わってきます。すぐに問題解決に着手し始めるのではなく、しっかりと大局を見ることが思考脳を働かせる上で何より重要なことです。

そして、ひとたびこの表ができれば、あとはそれぞれの発言を落とし込んでいくだけなので整理も容易になることでしょう。

それにしても、どこのどなたかは存じませんが、いつでも好きなだけ休めるなんて、トモヒロ社長はすごいですね、うらやましいですね。きっと毎日、完全に眠気が取れるまで寝たりしているんでしょうね。いったい前世でどれだけの徳を積めば、そんな素晴らしい人生を送れるんでしょうか（笑）。

灼熱の総選挙を制したのは？

　今年も大きな盛り上がりを見せた人気アイドル総選挙！「神7」と呼ばれる上位7名は、ジュリナ、アカリ、ナナ、リコ、ヒナタ、ミク、ミオンの7人でした。

　それぞれのファンの声は以下の通りです。さて、誰が見事1位に輝いたのでしょうか。

ジュリナのファン
「アカリより上だったのはよかったけど、新鋭のリコにかなわなかったあたり、世代交代を感じさせられたなぁ」

アカリのファン
「今年もジュリナに勝てなかったか……やっぱりジュリナの壁は厚いな」

ナナのファン
「この結果に100％満足かと言われると微妙だけど、それでもずっと目標にしてきた女王ジュリナよりも上位に立つ姿を見られる日が来るなんて！」

リコのファン
「今やグループの顔とも言えるナナを超えたのだからこの結果には胸を張っていいと思う！　りったん最高！　りったん大好き！」

ヒナタのファン

「ヒナタがずっと憧れてきたナナを超えたのには感動したけど、ライバルのリコにさらに上に行かれるとは……。
　でもひなたんのことだから、ライバルの躍進をきっと喜んでもいると思う」

ミクのファン

「ジュリナもアカリもキャリアが長いから人気が根強いよね。
　この２人を超えられれば、ミクちゃんも、もっとブレイクできると思うんだ」

ミオンのファン

「グループのリーダーだからね……ギリギリ７位とはいえ、この順位にはホッとしたよ」

> 　まずは序列を整理して、そのかたまりごとに並べ替えをしてみましょう。なお、ヒントになるかどうかはわかりませんが、私は卒業してからも菅原りこちゃん推しです。

思考力編 Level 2

Q3 答え リコ

〈解説〉　まず、ミオンのファンの発言から、ミオンの7位が確定します。

続いて、ジュリナのファンの発言、ミクのファンの発言から

リコ→ジュリナ→アカリ→ミク

の序列が確定します。

ヒナタのファンの発言から、**リコ→ヒナタ→ナナ**

ナナのファンの発言から、**ナナ→ジュリナ**

ということがわかります。

したがって最終順位は、

リコ→ヒナタ→ナナ→ジュリナ→アカリ→ミク→ミオン

となり、総選挙1位でセンターを獲得したのはリコでした。

りったん、おめでとう！

　本人の発言ではなく、第三者の発言、それも感情論も混じっているとあって、しっかりと序列に関する情報を読み取ることが求められます。決して難しい固有名詞ではありませんので、整理自体は難しくないでしょう。

　私のヒントをどう考えるか、困惑された方も多いのではないでしょうか。現実では、こうした個人的感情をあらゆる場面に持ち込む人間がいる、ということを身をもってわかっていただくためのヒントでした（笑）。

コラム 6 高IQだとトークもすべらない！？

「英雄は英雄を知る」という言葉がありますが、それと同じように、高IQの人には高IQの人がなんとなくわかるようです。

実際に会って話しただけに限らず、テレビで見る有名人などに関しても直感が働きます。高学歴で知られる芸能人が数多いる中、その人たちよりもはるかに頭が切れるという印象を受ける方も少なくありません。

実際、メンサ会員同士の会話の中でも「あの芸能人の〇〇って人、たぶんIQ高いよね。メンサに入れるんじゃない？」みたいな話はよく出てきます。

やはり、トーク力が求められる昨今の芸能界において、売れている方というのは、とっさにうまいことを言えるような、頭の回転の速さが求められるということでしょう。同様に、そんな彼らとテレビで絡むことの多いアナウンサーにも、高IQを感じさせる方が多いです。

他にも、意外なところかもしれませんが、スポーツ界もまた高IQを感じさせる方が少なくありません。一流のアスリートともなると、ヘッドワークもかなり求められますからね。彼らは誰もが高学歴というわけではないですが、要はIQを勉強ではなく競技で使っているということなのです。

では、実際にどんなところに他者のIQの高さを感じるかというと、受け答えのスピードとテンポですね。早く反応することはもちろんなのですが、それだけではなくワードセンスが絶妙だったりするのです。

たとえば、テレビでよくある食レポ。「おいしい！」「うまい！」といった月並みのコメントしかできない人が大半ですが、「舌の上に広がる大海原を感じさせる塩加減！そしてしっかりとした味つけなのに決してくどくない、関東のお笑いを思わせるような絶妙な味のハーモニー！」とか長ったらしいコメントをして「それケーキやぞ！」というツッコミを誘発するような人もいます。

周りに突っ込ませるようなボケをかませる人、こういう人に知性を感じることが多いですね。

基本的にボケというのは行間の省略なので、それができるということは、IQの高さのあらわれなのです。

世界の名手は どこの国からやってきた?

今年も世界の名騎手を迎えて開幕したワールドスーパージョッキーズシリーズ。それぞれの地区のトップジョッキーたちが、世界一のジョッキーの座を目指して腕を競い合います。

今年も北米、ヨーロッパ、アジアの各地区から、タジマ・ハルオ、エドガー・ユーリエビッチ、ミハエル・ベリー、トーマス・モルヘーゲン、エドワード・マクドナルド、ノジー・トミザワの6名の名手がやってきました。

以下の情報から、それぞれのジョッキーの本拠地を明らかにしてください。なお、それぞれ同じ地区の競馬は交流が盛んで、騎手同士の面識があるものとします。

■ **北米地区**
アメリカ
カナダ

■ **ヨーロッパ地区**
フランス
ドイツ

■ **アジア地区**
インド
オーストラリア

1. タジマ・ハルオ騎手とエドガー・ユーリエビッチ騎手の本拠地は同じ地区にある。

2. ミハエル・ベリー騎手とトーマス・モルヘーゲン騎手は初対面である。

3. エドワード・マクドナルド騎手はフランス、ドイツでの騎乗経験がない。

4. ミハエル・ベリー騎手は北米を拠点にしている。

5. トーマス・モルヘーゲン騎手の本拠地はカタカナ3文字の国である。

6. ノジー・トミザワ騎手の本拠地はアジアにある。

7. エドガー・ユーリエビッチ騎手の本拠地はフランスではない。

8. エドワード・マクドナルド騎手はアメリカ代表ではない。

まずは地区ごとのペアを作ってみましょう。
そしてそれぞれの条件をわかりやすく書き換えてみましょう。
騎手の名前の響きに引きずられないように！

■北米地区
アメリカ＝ミハエル・ベリー
カナダ＝エドワード・マクドナルド

■ヨーロッパ地区
フランス＝タジマ・ハルオ
ドイツ＝エドガー・ユーリエビッチ

■アジア地区
インド＝トーマス・モルヘーゲン
オーストラリア＝ノジー・トミザワ

〈解説〉　条件をわかりやすく書き換えると以下の通りになります。

1. タジマ・ハルオ騎手とエドガー・ユーリエビッチ騎手の本拠地は同じ地区にある。
2. ミハエル・ベリー騎手とトーマス・モルヘーゲン騎手は異なる地区の騎手である。
3. エドワード・マクドナルド騎手はフランス、ドイツの騎手ではない。
4. ミハエル・ベリー騎手はアメリカかカナダの騎手である。
5. トーマス・モルヘーゲン騎手の本拠地はカナダかドイツかインドである。
6. ノジー・トミザワ騎手はインドかオーストラリアの騎手である。
7. エドガー・ユーリエビッチ騎手の本拠地はフランスではない。
8. エドワード・マクドナルド騎手はアメリカの騎手ではない。

条件を整理すると、以下のマスに ✖ が入ります。

	北米		ヨーロッパ		アジア	
	アメリカ	カナダ	フランス	ドイツ	インド	オーストラリア
タジマ						
エドガー			✕			
ミハエル			✕	✕	✕	✕
トーマス	✕	✕	✕			✕
エドワード	✕		✕	✕		
ノジー	✕	✕	✕	✕		

　この結果、タジマ・ハルオ騎手がフランスの騎手で確定します。そして、「1．タジマ・ハルオ騎手とエドガー・ユーリエビッチ騎手の本拠地は同じ地区にある。」という条件から、エドガー・ユーリエビッチ騎手の本拠地はドイツということになります。

　これでトーマスのドイツの可能性がなくなりましたので、トーマスはインドの騎手ということになります。そして、トーマスがインドの騎手となると、「インドかオーストラリアの騎手」であるノジーは自動的にオーストラリアの騎手ということになります。

　アジア地区の騎手が埋まったため、エドワードのカナダも確定します。残るはアメリカだけなので、ミハエルがアメリカ代表となります。

理想の恋人を探せ！
ピン芸人は誰だ？

　恵まれた家庭に生まれ育ったマユミは、知性と美貌を兼ね備えた、思いやりのあるとてもやさしい女の子です。それゆえでしょうか、だめんず好きというわけではないと思いますが、夢を追いかける男性をつい応援したくなってしまうのです。

　そしてある日、友達のセッティングした食事会に、お笑い芸人の見習い3人組がやってきました。いずれも、大きな夢を語っていて、ルックスもマユミのストライクゾーンです。

　しかし、以前バンドマンと付き合っていたマユミは、仲間同士でそろって成長して売れていく難しさをよく知っています。誰か1人でも気持ちが折れてしまったり、冷めた人がいるとうまくいかないことを身近なところで見てきました。したがって、付き合うなら絶対にピン芸人！と決めています。

　食事会には、コンビ芸人のボケが1人、ピン芸人が1人、あとはツッコミが1人来ているようですが……。
　見習いとはいえ、さすがお笑い芸人。コンビ芸人のボケ役とウケ狙いに必死なピン芸人の2人は、ここぞとばかりに徹底してボケまくります。むしろ、ボケしか言いません。

　理想的な恋人を探しているマユミのために、彼らの発言から、誰がピン芸人かを特定し教えてあげてください。

つおいね吉田

「ハッホン鷹宮って、ハッホンというコンビだと思うでほ？ ちがうお、ただ太ってるからハッホンと呼ばれてるだけだお」

（※つおいね吉田は滑舌が悪いので他の人にはこう聞こえる。なお「つおいね」とは「強いね」のことである）

チョロ松たけし

「この前、ファットン鷹宮＆ファットン大野の出たライブで前座やったよ。あいつらのネタってブラックすぎるから客が男しかいないんだよね。ある意味、鷹宮の彼女になる女性は安心だろうね、あれじゃできないだろうけど（笑）」

ファットン鷹宮

「つおいね吉田って滑舌悪いでしょ。だから、相方がいなくて、ピンで活動してるんだ。性格悪いわけじゃないよ、たぶん（笑）」

思考力編 Level 2

 ヒント　3人のうち、2人がボケている＝ウソをついています。
誰と誰の発言が矛盾しているでしょうか？　そこが糸口になります。

ピン芸人はファットン鷹宮

〈解説〉 芸人3人のうち、ピン芸人1人とコンビ芸人のボケ1人がウソをついています。

3人の発言の要旨は以下にまとめられます。

つおいね吉田 「ファットン鷹宮はピン芸人」
チョロ松たけし 「ファットン鷹宮はコンビ芸人」
ファットン鷹宮 「つおいね吉田はピン芸人」

そうすると、つおいね吉田とチョロ松たけし、どちらかが本当のことを言っていて、どちらかがウソをついている(ボケている)ことがわかります。

①つおいね吉田がウソをついている場合（＝ピン芸人、またはコンビのボケである）
　→ファットン鷹宮はコンビのボケであると仮定
　→つおいね吉田はピン芸人となり、ボケなくてはいけないファットン鷹宮が本当のことを言っていることになるため、不成立

　→ファットン鷹宮はコンビのツッコミであると仮定
　→つおいね吉田はピン芸人
　→チョロ松たけしがコンビのボケとなるのに、本当のことを言っていることになるため、不成立

②チョロ松たけしがウソをついている場合（＝コンビのボケである）
　この場合、自動的にファットン鷹宮はピン芸人となります。ファットン鷹宮の発言はボケとなるので、つおいね吉田はコンビの

ツッコミとなります。

　→つおいね吉田はコンビのツッコミと仮定
　→本当のことを言っているため、成立

以上より、ファットン鷹宮がピン芸人であることがわかりました。

　この手のボケが絡む問題は、どこかに矛盾点がないかを探すと状況を整理しやすくなります。長い問題ですが、内容はいたってシンプルな、いわゆる「ウソつきは誰？」問題です。前置きの長さで記憶脳のリソースを使いだしてしまうと、集中力を保って、制限時間内に問題を解くのは難しいかもしれません。

　思考脳を活用する際は、いかに不要な情報を排除して、必要事項に集中できるかが重要です。記憶脳で処理をするクセがついている人は、どうしても問題を頭から通して読んでしまい、要らぬ情報を丁寧にインプットしがちです。それが、思考脳の働きを阻害したり、同じ時間内での生産性の違いを生みます。

　不明確な情報が盛り込まれている中で、瞬時に思考力を発揮しなければならない場面には、起業家も多く直面します。動じることなくサクサク解答できたならば、あなたは起業家資質があるかもしれません。いつかは……と考えてみてもいいのではないでしょうか。
　一方で、そこで手が止まってしまった、あるいは気になってしまったという方は、起業家に向いてはいませんが、丁寧に確認をしながら進める仕事に向いています。マネジメントする側にとっては、安心して仕事の任せられる従業員になることでしょう。

コラム 7　高IQゆえのジレンマとは？

高IQの人は物事の処理速度が速く、それゆえに仕事の呑み込みがめちゃくちゃ早い人が多いです。

入社して3日も経てば、だいたいの仕事の流れは把握できますし、1週間で業務を滞りなく遂行できるようになり、1ヶ月で完全に戦力化します。そして、3ヶ月もすれば能力的には全社トップクラスになりますし、それこそ半年も働けば、業界屈指の能力を身につけることすら可能です。

もちろん、能力に応じて即座に仕事が与えられるわけでもないので、実績面に関しては、長くその業界で働いている方々と比較すると見劣りする感は否めませんが……。いずれにせよ、高IQの人は戦力化までの投資フェーズが短くて済むので、企業にとってはありがたい存在と言えるでしょう。

しかしその一方で、呑み込みの早さゆえの飽きっぽさがあります。1つの会社に長く勤められない、同じことを続けるのを苦痛に感じるという人が非常に多いのです。早い話が、どんな仕事に就いても、半年もあれば80点以上の人材になり、あとは淡々と業務を消化するだけの退屈な日々になってしまうわけです。

事実、私もわずか3年余りのサラリーマン生活で5社を渡り歩いています。一番長く勤めた会社ですらギリギリ1年ですし、そのうち2ヶ月近く、自宅勤務という名の出社拒否期間がありました。次に長い11ヶ月勤めた会社も、5ヶ月目に全く違う業務の部署へ異動しています。

当時は、会社勤めを続けられない自分を、どこかおかしい人間なんじゃないかと思ったりもしました。しかし、独立起業して、なんでも好きなビジネスができるようになって初めて、その原因を知ることができました。そして、会社員時代は諸刃の剣のような存在だった呑み込みの早さと飽きっぽさを、うまく武器として使えるようになったのです。

というわけで、もしあなたが「仕事に飽きてしまう」「会社勤めが長く続かない」ということで悩んでいるとしたら、もしかすると高IQゆえの呑み込みの早さがあだになっている可能性があります。飽きっぽさがマイナスにならない、自営業という道に進むことを真剣に考えてみてもいいかもしれません。

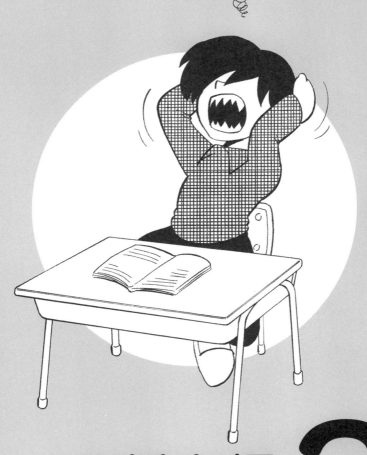

分析力編 Level 3

Level 3 の問題は、分析力編・思考力編ともに、それぞれの脳の働きを邪魔する要素満載の複雑な構成になっています。
実社会で直面する、分析力・思考力が求められる場面さながらの難しさなので、気合いを入れて取り組んでみてください。

「？」に入る数字は、
次のA〜Fのうちのどれか。

9	8	4
2	7	4
5	3	12

⇒

7	6	4
5	6	9
8	6	?

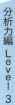

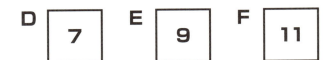

A 1　B 3　C 5

D 7　E 9　F 11

B 3

〈解説〉左右の表の数字を縦に見たときに、一番外側同士、真ん中同士、一番内側（矢印寄り）同士の数字の合計が同じになる。
　一番外側同士は９＋２＋５＝16、４＋９＋？＝16なので、３が正解となる。

　数字群をヨコではなくタテに見て、なおかつ左右対称という見方をする必要があります。

　複合的な見方を要するので、分析脳を普段から使い慣れている人でないと、制限時間内に解くのは難しかったかもしれません。すでに類似の問題を解いた経験があると、その記憶が邪魔をして柔軟な発想ができず苦戦を強いられたことと思います。解法パターンを覚えることの限界を感じさせられたのではないでしょうか。

　なお、この手のひねりの利いた問題は、実際のＩＱテストの際には考え込ませて時間をロスさせる厄介者です（笑）。あえて解かずに飛ばして、時間が余ったときにあとから取り組んだ方がいいでしょう。
　実際、メンサの入会テストに落ちた人たちを見ると、制限時間内に問題を解き終わらなかったというケースが多いようです。

「？」に当てはまるのは、次のA〜Fのうちのどれか。

H	U	F	N	J
I	M	?	A	R
T	A	T	P	A

A: A
B: G
C: （空欄）
D: E
E: I
F: U

※Cは何も入らない、空欄を意味する

93

Q2 答え　B　G

〈解説〉　それぞれのアルファベットを数字に置き換えていき、タテに並ぶ3つの数字を足すと37、35、X、31、29と2つずつ数字が小さくなっていく。

X＝33であり、該当する数字の合計が33になるアルファベットを当てはめる。F＝6、T＝20なので、合計26。33－26＝7なので、7番目のアルファベットであるG、すなわち選択肢Bが正解となる。

　タテのアルファベットの並びが、HIT、UMA、NAP、JRAといったように、意味の通じる単語になるのはひっかけです。なまじこれが見えてしまうと、「I」の入るFITか、「A」の入るFATかで、見当違いのところで迷ってしまうことになります。英単語のボキャブラリーという記憶脳に行動を縛られている状態とも言えるでしょう。

　解くスピードを問われるIQテストの場合、「これだ！」とひらめいてしまうと、それ以上しっかりと問題を読まないで誤答するというケースも多いです。一番最初の選択肢が「A」で、すぐにFATという単語が成立すると思い込ませるあたりは、その悪いクセに気づいていただくためのワナでもありました。この「A」を反射的に選んだ方の多くは、おそらく選択肢Eの「I」、FITが目に入っていなかったのではないでしょうか。この手の条件反射で思考停止状態を生み出すテクニックは、主に詐欺セールスなどでよく使われます。「A」を選んでしまった方は、潜在的にそのリスクが高い属性と言えるので、特にご注意ください。

「？」に入る数字は、
次のA～Fのうちのどれか。

501	748	155	?
538	825	232	412
615	902	309	449

A 488   B 478   C 439

D 387   E 335   F 200

E 335

〈解説〉 数字はデジタル時計の表示であり、タテの並びはそれぞれ上の時刻の37分後となっている。したがって、4：12の37分前である3：35となる。

　数字の羅列に60進法を取り込めるかどうかが、解けるか否かの分かれ道になります。デジタル時計的なフォントにしたり、時計の図にすると解けるような問題も、こうして普通の数字の羅列として出されてしまうと、思考停止になる人も多いようです。フォントやイラストといった表現の助けがないと、なかなか思考の枠組みというのは切り替えることが難しいものです。

　様々な知識を身につけても、アウトプットして、実戦で生かせない人は、こういった切り替えが苦手な傾向にあります。

　ひとたび思考の枠組みを切り替える習慣さえ身につけば、それまでに培った知識や経験を発揮して大活躍することもできるようになるはずです。そのためにも、切り替えのきっかけを読み取る分析脳の力が必要なのです。
　逆に、分析脳を鍛えないままだと、いくら知識や経験を蓄積していったとしても、それらが花開く日はこないでしょう……。
　知識や経験とはうまく付き合えるようになりたいものですね。

分析力編 Level 3 Q4

「?」に当てはまらない組み合わせは、次のA〜Fのうちのどれか。

制限時間 60秒

姉妹	↔	兄弟
高い	↔	安い
顔	↔	頭
?	↔	?
好き	↔	嫌い

A 水 ↔ 雨
B 辻 ↔ 角
C 滝 ↔ 川
D 菓子 ↔ 饅頭
E 血 ↔ 骨
F 柿 ↔ 桃

F 　柿 ⟷ 桃

〈解説〉　左側は、最初の1文字を重ねても意味が通じる単語になる。

姉妹→獅子舞、高い→戦い、顔→カカオ、好き→ススキ
ゆえに、選択肢の中であてはまらないのは柿、よってFが正解。

　単語のペアが類語で続いていることや、選択肢が共通点のまるでない単語になっているため混乱しやすく、またミスリードを誘う仕掛けになっています。Level 2の同じ形式の問題とは異なり、ペアを選ぶために右欄の単語にも目配りする必要があります。それゆえに質の高い分析力が問われる問題です。しっかりと解けたならば、素晴らしい分析脳の持ち主と言えるでしょう。

　それぞれの単語に関してはボキャブラリーとして持っているはずですが、言葉の意味から離れて単なる音に置き換えるという発想をうまく引き出せないあたりに、分析脳と記憶脳の関係を見て取ることができるのではないでしょうか。
　そうなのです、しっかりとした分析脳の働きなくして、最適な情報を記憶脳から引き出すことはできないのです。

　なお、声に出して読んだり、すべてを平仮名にしてみるといった、アプローチを変えることによって法則性を読み取る人もいます。
　こういった解き方は、柔軟性が分析力の低さを補うという好例でしょう。

「?」に当てはまるのは、次のA〜Fのうちのどれか。

60秒

直	↔	曲
南	↔	北
交	↔	避
?	↔	引
木	↔	森

A 割 B 足 C 押
D 加 E 掛 F 増

D　加

〈解説〉　**左側はいずれも「木」偏を付けても正しい漢字になる。**
選択肢の中でそれが成立するのは「枷」という漢字になる「加」のみ。

　選択肢の漢字の多くが計算に関するもののため、そこから法則性を見出そうとする人は記憶脳のワナにはまります。また、「引」の対となりそうな「足」が目に入ってしまうと、これもまた発想を限定させる作用があります。
　一度そういうものが見えてしまうと、記憶脳に引っ張られてなかなか他のことを考えられなくなってしまい、分析脳や思考脳が完全に麻痺してしまうのです。そのスイッチを入れるためのワナを仕込んでみました。

　なお、「枷」という漢字は日常的にあまり使わないため、ある程度の漢字力も必要となります。そういった意味では、記憶脳の力も求められる難易度の高い問題だったかもしれません。

下の長方形は16のグリッドに分割されている。3dの要素と一致するのは次のA〜Fのうちのどれか。

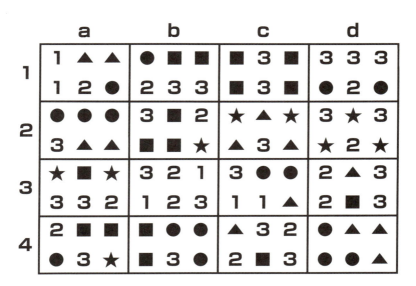

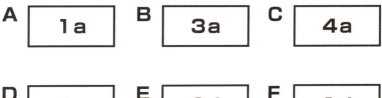

| A | 1a | B | 3a | C | 4a |
| D | 4c | E | 2d | F | 1d |

D 4c

〈解説〉 3dを構成しているのは【2、2、▲、■、3、3】、同じ要素で構成されているグリッドは【▲、2、3、■、2、3】の4cとなる。

　グリッドや要素といった難解な単語、そして数字と記号がびっしりと入り乱れていることから、非常に難しい問題だという先入観を持ったのではないでしょうか。実際には、難易度はLevel 1で、制限時間は20秒もあれば十分な問題です。演出の一環として、あえて問題レベルと制限時間も大げさに書いてみました（笑）。

　そうなのです。ここまで問題に記載されていたLevel分けと制限時間の表記は、この問題を難しいものだとミスリードさせるための伏線でもあったのです。引っかかってしまった方には、いかに人が無意識のうちに記憶脳に支配され、反射的な行動をとってしまうかがおわかりいただけたのではないでしょうか。

　なお、伏線を仕込んでそれを回収すると、大切なメッセージを強調して伝えることができます。今回の場合であれば「記憶脳に支配されて反射的な行動を取るクセはなかなか抜けない」ということですね。
　優秀なセールスマンは、売り込みに際して、自社商品のよさを伝えるべくこういった伏線を使ったアプローチを多用します。恋愛などにも使えるテクニックですので、ぜひ応用してみてください。

下の長方形は16のグリッドに分割されている。1aの要素と一致するのは次のA〜Fのうちのどれか。

制限時間 60秒

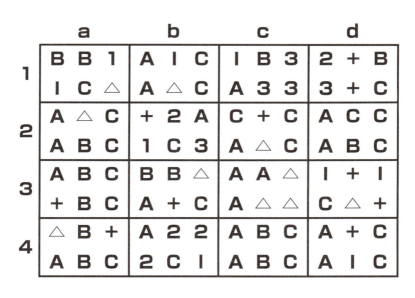

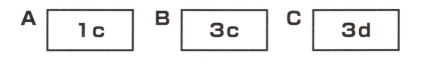

D | **2b**

〈解説〉　グリッドの中にある数字、アルファベット、記号は以下のルールで置き換えることができる。

1＝A＝I　2＝B＝＋　3＝C＝△

1番目のアルファベットは1本の線（I）、2番目のアルファベットは2本の線（＋）、3番目のアルファベットは3本の線（△）、といった具合に。

したがって、1aはすべて数字に置き換えた場合、上の段が2・2・1、下の段が1・3・3となるので、同じ構成要素になっているのは2bとなる。

　法則性を読み取り、その上で置換を行う必要のある、本書の分析問題の中で最難関と言える問題です。ある程度IQパズルを解き慣れている人ならば、こういった置換を発想として持っていることは珍しくありませんが、全くの初心者なのにその発想ができたのであれば、かなりの分析脳の持ち主だと自信を持っていいと思います。

　もっとも、分析力を問う問題だと意識しているからこそ、分析脳を働かせられるのであって……。その力を日常的に発揮できるようになることが、今後の課題と言えるかもしれません。ただ、素質は素晴らしいものを持っているはずです。頑張っていきましょう！

　……といった具合にほめられると、人は「自分は分析脳のレベルが高い！」と思い込みます。それが、分析脳を使う習慣をつけるきっかけになるのです。さて、私は本心で先の言葉を言ったのでしょうか。それとも、この狙いがあるから、お世辞を言ったのでしょうか。ぜひ、分析してみてください。

コラム 8 　高IQは理系が多い？

　高IQというと、理系が多く、将来は医者か科学者かみたいなイメージを持っている方が多いと思います。確かにそういう方もいらっしゃいますが、メンサを見る限り、特に理系に偏りを感じることはありません。

　ちなみに、私自身の話をすると、バリバリの文系ですし、それどころか理数系科目は大の苦手でした。高校１年の夏休み明け実力テストでは数Ⅰ＆数Ａの２教科で200点満点中２点……すなわち、どちらかは０点（笑）を記録したことすらあります。

　また、高IQというと、記憶力にすぐれ、高学歴が多いというイメージもあるでしょう。確かに、メンサは総じて高学歴の人が多いですが、そうではない人も同じくらいいますし、記憶力のギネスホルダーもいれば、物覚えが悪いのか会うたびに名前を聞いてくる人もいます。

　そして、これまた私自身の話をすると、海外に４年ほど住んで、なおかつ現役で海外で馬主をしているくせにろくに英語は話せませんし、単語も中学校英語レベルをギリギリ覚えている程度です。『英単語ターゲット1900』とかを買って何度も単語を覚えようと頑張りましたが、全然頭に入りません。それなのに、競馬関連の文書であればフランス語で書かれたものでもスラスラ読むことができるのです。

　したがって、高IQだからといって理系に強いとか、記憶力がすぐれているということはありません。潜在的な素養があることは間違いないですが、性格や環境に依存するので、出力のパターンは人それぞれなのです。

　高IQに生まれたからといって、高学歴になるとは限りません。ギフテッドだなんだと過度な期待をして、無理な詰め込み教育をする親御さんもなかにはいますが。

　ともあれ、高IQというのは脳が抜群の処理速度を持っているということですから、何かハマる分野があれば、驚くべき才能を発揮することでしょう。大切なのは自分で自分の可能性を制限しないこと、親ならば子供の人生を勝手に決めないことだと思います。

　なお、暗記が大の苦手な私ですが、アイドルの誕生日や好みはすぐに覚えることができます（笑）。

分析力編 Level 3

コラム 9　IQは伸ばせるのか？

　勉強をすれば学力は伸びます。それと同じように、何らかのトレーニングをすればIQも伸ばせると信じている人たちがいます。また、そういった都合のいい思い込みをする人たちを食い物にする商売もあります。

　ですが、結論から言うと、IQは伸ばすことができません。持って生まれた限界値にどれだけ近づけることができるかということと、記憶力、分析力、思考力の切り替えをスムーズに行えるようになることしかできません。

　そもそも、平均以上のIQの高さを持つことと社会的な成功には相関関係がないと言われています。こうして本を読むという知的活動を好むあなたが、平均以下のIQであるとは考えにくいので、持って生まれた知能を最大限発揮できるようになれば、特に人生において不自由を感じることはないはずです。それどころか、成功を手にすることも容易だと考えて問題ありません。

　では、どうすれば持って生まれたIQを最大限発揮できるようになるのでしょうか。一番大切なのは、記憶力に頼って考えるクセをなくすこ

とでしょう。そして、分析力、思考力の方面でもしっかりと脳力を使うということです。

　具体的には、本との付き合い方で、そのクセを矯正することができます。いわゆる頭の悪い人、頭の使い方の悪い人は、本との付き合い方がヘタクソなのです。

　頭のいい人は本を読むときに、すべてを鵜呑みにして受け入れます。一方、頭の悪い人、頭の使い方の悪い人は、いちいち著者と議論をします。それこそ、批判・批評をするために本を読んでいることすらあります。「逆じゃないか？」と思うかもしれません。ですが、そうではないのです。

　そもそも頭のいい人は、目指すべき目標が明確で、なおかつ自分の現在地を知っています。そして、その間にあるギャップを埋めるための知識を得るのに必要な本を選びます。だから鵜呑みにする方が効率的なのです。

　先に分析と思考をしっかりと行った上で、必要最低限の効率的な記憶にとどめる。ちょっとしたことですが、こういった脳力の使い方の習慣が、長い人生で天地の開きを生むのです。

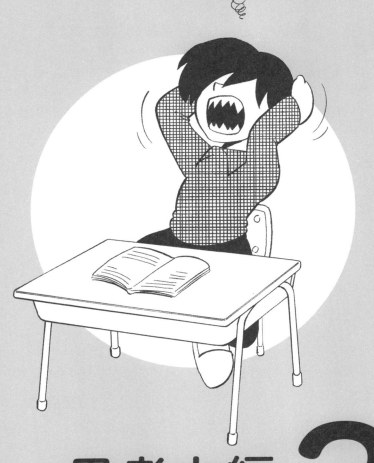

思考力編 Level 3

運気マックスな七福神の並べ方は？

　3年後の上場を目指しているリッチ＆ハッピーコーポレーションの豊福社長は、その名も相まって大の風水好き！　さらなる業績アップを祈願すべく、社長室に七福神（恵比須・大黒天・毘沙門天・弁財天・福禄寿・寿老人・布袋）の置物を飾ることにしました。

　しかし、そこはこだわる豊福社長。ただなんとなく並べるのではなく、業績アップに定評のある風水の専門家たちの意見を取り入れて最善のポジションを取ることにしました。
　以下の専門家たちの意見を踏まえて、ベストな七福神の配置を考えてください。置物は左から順に横一列に並べるものとします。
　なお、いずれもファンキーな名前ではありますが、れっきとした、実績のある風水の専門家です。

ナーガ・クラーケン
「寿老人と恵比須は相性抜群です！　カレーと白米みたいな関係！　好業績が長く続くから、絶対にこの2つは隣り合わせで並べた方がいい！」

ヨッシー吉田
「守りのイメージのある寿老人と、攻めのイメージのある毘沙門天はできるだけ離して置いた方がいいんですよ」

ミカドキング王
「広い意味での幸運をもたらすとされる大黒さまと布袋さまをそれぞれ左右対称に置けばバランスがよく見栄えもしますよ！」

かずきんぐエース

「布袋さまは福を招くと言われていますから、商売繁盛の神様である恵比須さまと人望を招くと言われる福禄寿の間に置きましょう。
　業績もよく、社長の人望も高まる、まさに理想的な配置と言えるでしょう!」

K-CHAN

「毘沙門天には、戦いの神様という以外にも夫婦和合など、親しい人とのいい関係を招く力があると言われています。
　したがって縁結びにご縁のある弁財天と並べるといいですよ!」

コダMAX

「ビジネスの成功?　アンタが一番考えなあかんのは健康やろ! 3年以内に死にたくなかったら、寿老人か福禄寿をアタマに並べなあかんで!」

ヒント　七福神はとてもメジャーな神様ですが、全部をすらすら言える人はあまり多くはないでしょう。それゆえに、情報の整理に戸惑ってしまうかもしれません。
　まずは7つの置物の配置を、考えられるパターンだけ書き出していきましょう。実際に手を動かし、情報を見える形で整理することが、正解への近道です。

思考力編 Level 3

寿老人・恵比須・布袋・福禄寿・大黒天・弁財天・毘沙門天

〈解説〉　ミカドキング王の発言から、大黒と布袋は左右対称に配置されるべきですから、中心ではなく、2体の間には1、3、5体のいずれかの置物が配置されることがわかります。したがって、並びは以下のいずれかが考えられます。

A：　〇　〇　大黒　〇　布袋　〇　〇
B：　〇　大黒　〇　〇　〇　布袋　〇
C：　大黒　〇　〇　〇　〇　〇　布袋

もしくは

D：　〇　〇　布袋　〇　大黒　〇　〇
E：　〇　布袋　〇　〇　〇　大黒　〇
F：　布袋　〇　〇　〇　〇　〇　大黒

　コダMAXの「左端は寿老人か福禄寿」、また、かずきんぐエースの「布袋は恵比須と福禄寿の間」発言より、CとFのパターンはなくなります。

　そして、ナーガ・クラーケンの発言「寿老人と恵比須は隣」、同じくK-CHANの発言「毘沙門天と弁財天は隣」から、隣同士のペアを2つ配置できるAかDの編成になることがわかります。
　さらに、先のかずきんぐエースの「布袋は恵比須と福禄寿の間」発言から、中央は恵比須か福禄寿にすべきことがわかります。
　しかし、真ん中の両隣は布袋と大黒で確定しているため、恵比須を真ん中に置いてしまうと、ナーガ・クラーケンの言うように、そ

の隣に寿老人を置けなくなってしまいます。これらのことから、福禄寿が真ん中にくることが確定します。

A：　○　○　大黒　福禄寿　布袋　○　○
D：　○　○　布袋　福禄寿　大黒　○　○

　コダMAXの先の発言より、左端は寿老人で確定しますので、その隣は、ナーガ・クラーケンの言うように恵比須となり、かずきんぐエースの発言「布袋は恵比須と福禄寿の間」より、

D：　寿老人　恵比須　布袋　福禄寿　大黒　○　○

まで確定します。

　ヨッシー吉田の「寿老人と毘沙門天はできるだけ離す」発言より、残りの2体の配置は弁財天、毘沙門天となります。これですべての並びが確定しました。

　なお、豊福社長は複数の専門家にアドバイスを求めていましたが、基本的に、何事においてもあまり多くの人の意見を取り入れるのはよくありません。これと決めた1人に絞りましょう。その絞り込みのときに役立つのが分析脳であり、思考脳です。絞り込んだら、あとはあれこれ考えずに記憶脳で頭に叩き込み、体にその立ち居振る舞いをしみこませましょう！
　人生で結果を出す人は、自分の基準での選り好みをせずに、これと決めた人に追いつくために徹底して学ぶことを繰り返し、レベルアップしていきます。

思考力編　Level 3

111

一見仲良さそうなひな壇芸人の胸の内

　今をときめく人気芸人の8人が、年末特番の収録に参加しました。
　今回は裏番組で大型のトークバラエティが放送されるとあって、スポンサーがあまりつかず、やむなくコストのかからないひな壇トーク番組として2時間分の収録を行いました。

　収録に参加したメンバーの発言から、それぞれの座席に誰が座ったかを当ててください。
　なおひな壇周りのレイアウトは以下の通りとし、メンバーの発言には一切のボケは含まれていないものとします。

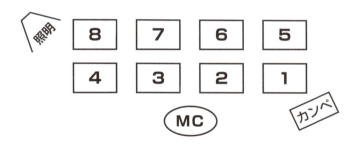

トーテム加藤　「隣のバキューン木村って人、初めて会うたねんけど、あれはあかん、ほんまにあかんで！　トーク番組であんなしゃべらんって前代未聞やろ！　ある意味挑戦的やわ！」

ジュニー西山　「トーテム加藤、あいつマジでデカいねん！　デカすぎやねん！　大江戸線とか天井低くて乗れんやろ、あれ！　あいつと前後ろ逆やったら全然映らんところやったわ！」

ベラベラスズキ　「ダンディズのマサが隣やのーてよかったわー。あいつ香水つけすぎやねん！　めちゃ匂ってくるねん！　息できひんねん！　呼吸困難なるっちゅーねん！」

忍者芦田　「拙者、このような芸風ゆえに、意外と序列には神経質なタイプでござる。ゆえに、同じ事務所だからといって、駆け出しのトーテムと同じ列にまとめられたのは不本意でござる！
　しかも年長で目が悪いだろって、奴よりもカンペ寄りの席とは！ 配慮に思えて失敬でござる！」

ダンディズ・佐々木　「コンビやけんなんやろうばってん、隣ん席がマサちゅうんは安直やろうが」

ダンディズ・マサ　「なすておいの隣ジュニーなんだびょんか。仲がいいのは佐々木の方なのだはんで、逆の方がいいど思う」

岩本ガクト　「大巨人トーテム加藤が隣だったせいでワイがいっくらしゃべっとってもモニターあいつばかり抜いとったわ。もっと売れなあかんと思ったわ……ほんま」

バキューン木村　「真ん前に座っとるダンディズのマサさんの香水がきつすぎて、匂いに酔って気持ち悪くなってしゃべれんかったわー。これじゃ２ちゃんとかでまたギャラ泥棒言われそうやな」

ヒント　まずは１列目・２列目にメンバーを振り分けてみましょう。

思考力編　Level 3

Q2 答え

8 岩本ガクト	7 トーテム加藤	6 バキューン木村	5 忍者芦田
4 ベラベラスズキ	3 ジュニー西山	2 ダンディズ・マサ	1 ダンディズ・佐々木

〈解説〉　　まず1列目1〜4と、2列目5〜8に振り分けて考えます。

ジュニー西山の発言から、

【1列目　西山／2列目　加藤】

が確定し、それぞれが前後の関係であることがわかります。

次いで、忍者芦田、岩本ガクトの発言から、いずれもトーテム加藤と同じ列であることがわかります。そして、バキューン木村も「（マサさんが）前に座っている」との発言があるので2列目が確定。

それ以外は全員1列目ということで以下の通りに振り分けられます。

【1列目】ジュニー西山／ベラベラスズキ／ダンディズ・佐々木／ダンディズ・マサ

【2列目】トーテム加藤／忍者芦田／岩本ガクト／バキューン木村

まず1列目。ダンディズ・佐々木の発言から、ダンディズの2人は隣り合っていることがわかります。そして、ダンディズ・マサの発言から、ダンディズ・マサの反対隣はジュニー西山だということがわかります。したがって、1列目の並びは下の2パターンが考えられます。

【スズキ？】【佐々木】【マサ】【西山】【スズキ？】

【スズキ？】【西山】【マサ】【佐々木】【スズキ？】

ここでいったん2列目。トーテム加藤と岩本ガクトの発言から、トーテム加藤の両隣は岩本ガクトとバキューン木村であることがわかります。

さらに、忍者芦田が「加藤よりもカンペ寄り」と発言しているため、忍者芦田の座席は後列右端ということが確定します。

そして、バキューン木村の発言からバキューン木村のすぐ前がダンディズ・マサであることがわかります。となると、マサが左端となる並びは成立しないため、

【岩本】【加藤】【木村】【芦田】
【スズキ】【？】【マサ】【？】

までが確定します。

1列目の並びに戻り、ジュニー西山の発言より、加藤の前は西山ですので、前列の並びはスズキ、西山、マサ、佐々木となります。

それぞれ芸人であるがゆえに、面白おかしく、要らんことをしゃべっています（笑）。

そういった、問題を解くにあたって関係のない情報、意見をそぎ落として、位置関係に関する内容だけをしっかりと整理できるかどうかがポイントになります。

実社会で思考力が求められる場面でも、自分自身を含め、様々な人の意見や感情が入り乱れるため、なかなか最適解を導き出せない場合があります。こうした時に本質だけを切り取って思考できる人は、合理的な判断ができるので、ビジネスの場では強いですね。もちろん、人と人とが関わる以上、いついかなるときも合理的なのがいいかというと、そうでもないのですが。

むしろ、合理的な思考ができる一方で、状況によってはあえてそれを封印できるような人が、人の上に立つべきなのかもしれませんね。

思考力編 Level 3

抵抗勢力をあぶり出し経営危機を乗り越えろ！

　萩野、荻野、萩尾、荻尾、萩原、荻原、ハバムババムボムヒヒビッチの7人は、スキップするピンク色のマンモス親子のマークでおなじみの、全国展開するドラッグストアチェーン・マンモスウレピーサティスファイサードラッグの経営陣です。

　彼らはいずれも、社長派か抵抗勢力で、矢島金太郎のように、いかなる派閥にも属さないような中立派は存在しません。そして、社長派は社長のどんな意見にも賛成をするイエスマンで、抵抗勢力はその逆でどんな意見にも反対をする厄介な存在です。

　今月、社長が経営陣に実施の検討を要請した案件は全部で3つあり、それぞれ出張で不在だった役員を除く参加者4名で検討し多数決を行ったところ、次のような結果になりました。なお、ペンディングとは2対2の同数だったがゆえに結論を先延ばししたことを意味します。

1．毎月100名に100万円が当たる！　スクラッチくじ配布キャンペーン
参加者：萩野、萩原、荻原、ハバムババムボムヒヒビッチ
→　賛成多数により実施決定

2．お買い物をすると全員がもらえる「象に乗れる」テーマパーク・市原ぞうの国入場割引券プレゼントキャンペーン
参加者：萩野、萩尾、萩原、荻原
→　同数によりペンディング・次回へ持ち越し

3．名前に「萩」の字のつくお客様のみ毎月10日はポイント10倍キャンペーン
参加者：荻野、荻尾、荻原、ハバムババムボムヒヒビッチ
→　反対多数により実施せず

　さて、上記の多数決の結果を踏まえ、7人の役員のうち、誰が社長派で誰が抵抗勢力なのかを考えてみてください。

　萩野と荻野、萩尾と荻尾、萩原と荻原といった具合に、似たような字面の名前が続く上に、萩荻のややこしさから解放される唯一の外国人（？）もハバムババムボムヒヒビッチという長くめんどくさい名前のため、情報の整理が大変です（笑）。
　こういった情報は、いきなり頭に入れて整理しようとするのではなく、まずは登場人物を記号に置き換えるなどして整理をしやすくしましょう。その上で、問題の全体像を把握してから情報の取捨選択を行うことが、スピーディーな情報処理においては非常に重要になってきます。
　ちなみに、この会社の経営陣は、社長に対する個人的感情で投票を行っているように、およそ論理的とは言いがたい方々です。あまりビジネスマンとしては優秀とは言えないかもしれませんね。
　社長、早めに手を打たないとマズいですよ！

思考力編　Level 3

社長派 ：萩野、萩原、
**　　　　ハバムババムボムヒヒビッチ**
抵抗勢力：荻野、萩尾、荻尾、荻原

〈解説〉　まずは解答を導き出す上で関係のない情報を削除していき、シンプルな構成に直すところから始めましょう。

萩野（ハギノ）→**A**
荻野（オギノ）→**B**
萩尾（ハギオ）→**C**
荻尾（オギオ）→**D**
萩原（ハギワラ）→**E**
荻原（オギワラ）→**F**
ハバムババムボムヒヒビッチ →G

　そして、検討した案件の内容自体は各役員のスタンスとは関係がないので、それぞれ案件１、案件２、案件３と置き換えた方が簡単です。すると、以下のようになります。

案件１　→　社長派の方が多かった
A、E、F、G

　メンバー構成としては、

　　（☺＝社長派／☹＝抵抗勢力　とします）

　もしくは

118

の、どちらかになります。

案件2 → 社長派と抵抗勢力は同数
A、C、E、F

メンバー構成としては、

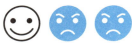

となります。

案件3 → 抵抗勢力の方が多かった
B、D、F、G

メンバー構成としては、

もしくは

となります。

これで、だいぶ関係がわかりやすくなりました。

まず、案件１、案件２では、Ａ、Ｅ、Ｆ（萩野、萩原、荻原ですが、ややこしいので記号のままいきます）の３人のメンバーが共通しています。

　案件２は社長派と抵抗勢力が同数でペンディングになっているので、この会議に参加した４人、Ａ、Ｃ、Ｅ、Ｆには社長派と抵抗勢力が２人ずついることがわかります。

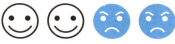

　しかし、案件１に参加したＡ、Ｅ、Ｆの中に抵抗勢力が２人いると、賛成者が足りなくなるので実施には至らなくなります。一方で、案件１に参加したメンバー全員が社長派だと案件２が同数引き分けにならなくなります。
　したがって、案件１、案件２のいずれにも参加しているＡ、Ｅ、Ｆのうち２人は社長派、１人は抵抗勢力ということになります。

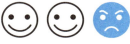

　そしてこのことから、案件１に参加していない案件２の会議メンバーであるＣは、自動的に抵抗勢力であることが確定します。

　加えて、案件１に参加しているＡ、Ｅ、Ｆのうちの１人が抵抗勢力であることはすでに確定しています。

そうなると、Ｇが抵抗勢力では案件１の実施には至りません。したがって、Ｇは社長派で確定します。

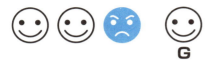

　Ｇが社長派であることが確定すると、案件３が否決されるには他の全員が抵抗勢力である必要があります。これにより、Ｂ、Ｄ、Ｆは抵抗勢力で確定します。

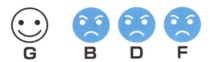

　となると、Ｆが抵抗勢力であることが明らかになったので、案件１に参加したＡとＥは社長派で確定します。

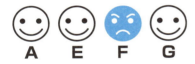

　以上をまとめると、
【社長派】：Ａ、Ｅ、Ｇ　／【抵抗勢力】：Ｂ、Ｃ、Ｄ、Ｆ

　すなわち
【社長派】萩野、萩原、ハバムババムボムヒヒビッチ
【抵抗勢力】荻野、萩尾、荻尾、荻原

となります。

コラム10 高IQ児の子育てでやってはいけないこと

よくテレビなどで「天才児！」などと取り上げられる子供がいます。ただ、そのうちの多くは、単なる暗記マシーンのように扱われ、学歴コンプレックスを持つ親のおもちゃにされているようにも見えます。

事実、これまでにメディアに登場した天才児が、大人になって大活躍したという話は聞かないでしょう。一人くらい、ノーベル賞を受賞したり、チェスや将棋のチャンピオンになってもよさそうなものですが、あいにく私が調べた限り、そういった傑物は出ていないようです。

それらの子供たちの中には、実際にIQの高い子もいたのかもしれません。ですが、周りの大人がその高IQ児との付き合い方をわかっていなかったがために、せっかくの能力を生かしきれなかったのでしょう。

多くの人は、「頭がいい＝学歴が高い」という図式に縛られています。そのため、高学歴になるべく記憶力を強化する教育に偏ってしまうのです。

そもそも、「天才児」が記憶させられている一般知識の数々は、今ではインターネットで検索をすれば1秒で出てくるものです。もちろん、検索して表示される情報がすべて正しいわけではないですし、いつでもどこでも検索ができるとは限りません。

とはいえ、正しい情報の方が間違っている情報よりも絶対数は多く、実生活では検索できない機会よりも検索できる機会の方が多いわけで……。高IQを持ちながら、その脳力とうまく付き合っている人は、このことを理解した上で分析力と思考力にそのリソースを割く傾向にあります。

ちなみに、私が子供の頃によくやっていたのは、父がコインを片方の手に握り「どちらに入っているか？」を当てるゲームでした。

単に運試しで左右を言うだけではなく、父のヒントから予想をし、時に駆け引きをしていました。私が右手を選ぶと「じゃあこの左手はしまっちゃうけどいいかな？」「本当に右でいいんだね、もう変更できないよ、開けるよ？」といった具合に。

こうしたちょっとしたゲームで、分析する力、思考する力が磨かれていたような気がします。少なくとも、幼稚園から歴史の年号を暗記するよりは有意義な教育であったことは、ご理解いただけるのではないでしょうか。

コラム11 IQが高いからこそ苦手なことがある

前述した通り、高IQの人は行間を省略したコミュニケーションを取ることが多いので、それを読み取れない人たちからよく誤解されることがあります。時にそれは、ネットでの炎上などのトラブルへと発展してしまうことも。

たとえば「A＝B、B＝C、C＝D」である場合「A＝D」が成立します。

高IQの人は、先の「A＝B、B＝C、C＝D」を省略して、いきなり「A＝Dだ！」と発信しがちなのです。そのとき、省略された部分を想像できる人は、それを読み取ることができますが、それ以外の人は「間違ったことを言っている」「極論を言っている」と考え、批判的な反応をすることがあります。

一事が万事、そんな具合なので、不特定多数の閲覧するSNS、とりわけ文字数が限られているTwitterなどでは特に配慮した発信が必要です。ビジネスなどで成功している人の場合、本質的な価値観が普通の人とは異なることも多いため、ことさらにその炎上リスクは高くなります。

また、高IQ者はその頭の回転の速さゆえに、瞬時にウソを思いつくことができます。それこそ、完全な作り話を延々と語ることすら可能です。

しかし、誰もが経験のあることでしょうが、ひとつウソをついたら、それを正確に記憶し、整合性を取るためにさらなるウソを重ねる必要がありますよね。

高速でウソをつくということは、ものすごい勢いで自分のクビが締まっていくということなのです。当然、最終的には破綻してしまいます。

高IQを記憶脳方面に使っている人の場合、なまじ覚えていられる範囲が広い分、ウソのふくらみも大きくなりすぎて、その反動がかなりのものになってしまうことも……。

高IQの人は、そういった経験を何度か重ねるうちに、自らのウソの怖さを身をもって知っていきます。だからこそ、ウソをつくことへの心理的抵抗感が非常に強い人が多いようです。

ウソをついてごまかした方がいい場面、適当に受け流すべき状況下であっても、顔や態度に本音が出てしまうことがあります。馬鹿正直ゆえにトラブルを招くことがあるのも、高IQ者の特徴かもしれません。

思考力編 Level 3

馬主を大儲けさせてくれた名馬たちのデビュー年は？

　世界的な良血馬を10人共同所有で走らせることができる人気の競走馬シンジケートクラブ・グローバルレーシングシンジケート。毎年数頭の良血馬が出資募集され、デビュー前に10人だけが所有権を購入できます。世界中から申し込みが殺到し、当選倍率は100倍を超えるとさえ言われています。

　この共同馬主サービスの特徴は、ケガなどの特別な事情がない限りは、デビューからきっちりと5年間レースに使い続けてくれるという点です。これにより、安定したインカムゲインが期待できることから、手堅く資産構築をしたいという投資家に人気なのです。

　そのグローバルレーシングシンジケート。設立からの8年で、これまでにG1レースを勝った馬は5頭います。ジョイフルドリーム、ヘブンリーハンド、グングニル、クアトロファンタスティコ、そしてスプラッシュヘッドラインです。特に設立4年目にはこれら名馬5頭がそろい踏みしたとあって、その後、新規の出資申し込みが殺到しました。そして当時の勢いそのままに、現在の当選倍率100倍とも言われる異常人気へと至っています。

　以下、グローバルレーシングシンジケートの会員たちの言葉から、上記5頭がそれぞれ設立何年目にデビューした競走馬かを当ててください。

トーマス

「どうやら私がグローバルレーシングで最もハッピーなオーナーのようだね！　ジョイフルドリームとの出会いに始まり、クアトロファンタスティコ、グングニルと3頭そろって3年間で荒稼ぎしてくれたからね！　もちろん、今年の募集馬にも投資するつもりさ。当選倍率100倍だなんだと言われているけど、当然常連サービスで当選させてくれるんだろう（笑）」

クリス

「僕が初めて投資したのがヘブンリーハンドなんだけど、それがいきなり活躍してくれて、まさにビギナーズラックだったね！　そして、気をよくしてまた投資したら、今度はそのグングニルが活躍してくれて！　この2頭がそろって走っていた2年間は夢見心地だったよ！」

マイク

「友達のクリスの誘いで、一緒にグングニルに出資したのが始まりだよ！　もともとホースレーシングは大好きだからね！　次の年からは自分一人でクアトロファンタスティコに出資したらこれも大当たり。馬券で負けた分は、こっちの投資で取り返せそうだよ」

ブライアン

「俺は設立当初からの会員だよ。スプラッシュヘッドラインとヘブンリーハンドで迷ったけど、スプラッシュヘッドラインでよかったね！　ヘブンリーハンドはかわいそうなことにケガをして4年で引退しちゃったからね」

思考力編 Level 3

Q4 答え
ジョイフルドリーム　　　＝2年目
ヘブンリーハンド　　　　＝1年目
グングニル　　　　　　　＝3年目
クアトロファンタスティコ＝4年目
スプラッシュヘッドライン＝1年目

〈解説〉　表を作成してそれぞれが走った期間を当て込んでいくと整理しやすくなります。

まず、ブライアンの言葉から、スプラッシュヘッドラインとヘブンリーハンドが1年目の募集馬であることと、ヘブンリーハンドが4年で引退したということがわかります。

次いで、同じくヘブンリーハンドに出資していたクリスの言葉から、グングニルとヘブンリーハンドが2年間一緒に走っていたことがわかります。その条件を満たすのは、3年目〜のみなので、グングニルのデビューは3年目ということが確定します。

	1	2	3	4	5	6	7	8
ジョイフル								
ヘブンリー	○	○	○	○				
グングニル			○	○	○	○	○	
クアトロ								
スプラッシュ	○	○	○	○	○			

一方、マイクの発言からは、クアトロファンタスティコがグングニルの翌年に募集された馬であることがわかります。

	1	2	3	4	5	6	7	8
ジョイフル								
ヘブンリー	○	○	○	○				
グングニル			○	○	○	○	○	
クアトロ				○	○	○	○	○
スプラッシュ	○	○	○	○	○			

　残ったのがジョイフルドリームですが、トーマスの発言から、すでに時期が確定しているクアトロファンタスティコとグングニルと３年間の重複期間があることがわかります。

　そして、「ジョイフルドリームとの出会いに始まり……」とあるためグングニルよりも前にジョイフルドリームに出資していることがわかります。

　これらの条件を同時に満たすのは２年目しかありません。

	1	2	3	4	5	6	7	8
ジョイフル		○	○	○	○	○		
ヘブンリー	○	○	○	○				
グングニル			○	○	○	○	○	
クアトロ				○	○	○	○	○
スプラッシュ	○	○	○	○	○			

以上のことから、すべての馬のデビュー年度が確定しました。

国民的人気アイドルの
レッスンスケジュールは？

　国民的アイドルグループの人気メンバーの4人（アツコ、ユウコ、ミナミ、リノ）は、今週末のコンサートに向けて、自分が出演する楽曲のダンスレッスンをしています。

　月曜日に4人は、それぞれ異なった以下の楽曲のレッスンをしました。

- 「先どりピュアハート」
- 「純愛無限ループ」
- 「乙女心と恋占い」
- 「Headwater」

　火曜日に4人は、それぞれ前日とは違う楽曲（ただし上記4つのいずれか）のレッスンをしましたが、月曜と火曜で練習した2曲の組み合わせが同じになったメンバーはいませんでした。

　水曜日に4人は、それぞれさらに別の楽曲（ただし上記4つのいずれか）のレッスンをしましたが、ここでも火曜と水曜に練習した2曲の組み合わせが同じになったメンバーはいませんでした。

　こうして4人は、誰もが3日間で、今週末のコンサートで自分が出演する3つの楽曲すべてのレッスンを受けました。そしてダンス講師からは以下のようなレポートが上がってきました。

- 同じ曜日に同じ楽曲を練習したメンバーはいませんでした。
- アツコが火曜日にレッスンを受けたのは「先どりピュアハート」

ではありません。
- アツコが月曜日にレッスンを受けた楽曲を、ユウコは水曜日にレッスンを受けました。
- リノは「純愛無限ループ」のレッスンを受けていません。
- リノが月曜日にレッスンを受けたのは「先どりピュアハート」ではありません。
- リノが月曜日にレッスンを受けた楽曲を、アツコはどの日にもレッスンを受けませんでした。

　メンバーの全レッスンスケジュールを明らかにするには、次のうちどの追加レポートが必要でしょうか。

1．ミナミは「Headwater」のレッスンを受けていません。
2．ユウコが月曜日にレッスンを受けたのは「純愛無限ループ」ではありません。
3．リノが水曜日にレッスンを受けたのは「先どりピュアハート」ではありません。
4．ミナミが水曜日に練習したのは「Headwater」ではありません。
5．ユウコが水曜日にレッスンを受けたのは「先どりピュアハート」ではありません。

ヒント　それぞれのメンバーが練習した曲を、仮にA、B、C、Dとしてまずはレッスンスケジュールの確定をしましょう。どの曲かは、そのあと考えればよいのです。

4

〈解説〉 誰がどの楽曲をいつ、ということが一切明らかになっていないので、まずは楽曲A、B、C、Dといった具合に置き換えて、4人のレッスンスケジュールを確定していきます。

● 同じ曜日に同じ楽曲を練習したメンバーはいませんでした。
● リノが月曜日にレッスンを受けた楽曲を、アツコはどの日にもレッスンを受けませんでした。
● アツコが月曜日にレッスンを受けた楽曲を、ユウコは水曜日にレッスンを受けました。

上の条件を、リノが練習した曲をAとし、アツコの練習した曲をB、C、Dと当てはめると以下の通りになります。

	月	火	水
リノ	A		
アツコ	B	C	D
ユウコ			B
ミナミ			

リノは楽曲Aを月曜日にレッスンしているので、水曜日に楽曲Aのレッスンを受けるのは空いているミナミとなり、自動的にリノの水曜日は残った楽曲Cになります。また楽曲Aを火曜日に練習したのは、月曜日に練習したリノ、水曜日に練習したミナミではなくユウコであることも同時に確定します。

	月	火	水
リノ	A		C
アツコ	B	C	D
ユウコ		A	B
ミナミ			A

　残りの４マスですが、リノの火曜日が楽曲Dだと、リノとアツコが火曜日・水曜日で同じ２曲の組み合わせになってしまうので、条件を満たしません。したがってリノの火曜日は楽曲Bとなります。

　するとミナミの火曜日は残った楽曲Dとなり、同時に月曜日は、まだレッスンを受けていない楽曲Bがアツコによって埋まっているため、楽曲Cでしかなくなるのでここも確定。月曜日で残ったユウコは楽曲Dで確定します。

	月	火	水
リノ	A	B	C
アツコ	B	C	D
ユウコ	D	A	B
ミナミ	C	D	A

　これで、レッスンスケジュールが確定しましたので、今度は楽曲Ａ、Ｂ、Ｃ、Ｄがそれぞれどの曲であるかを考えていきます。

● リノは「純愛無限ループ」のレッスンを受けていません。
● リノが月曜日にレッスンを受けたのは「先どりピュアハート」ではありません。

上記２つより、楽曲Ｄは「純愛無限ループ」で確定、また楽曲Ａは「先どりピュアハート」ではないことも確定します。さらに

● アツコが火曜日にレッスンを受けたのは「先どりピュアハート」ではありません。

より、Ｃも「先どりピュアハート」ではないことから、Ｂが「先どりピュアハート」で確定します。

楽曲Ｄ＝「純愛無限ループ」
楽曲Ｂ＝「先どりピュアハート」

　あとは、楽曲Ａと楽曲Ｃが「乙女心と恋占い」「Headwater」のどちらかということになるので、それを確定する条件が選択肢のどれなのかを確認していきます。

１． ミナミは「Headwater」のレッスンを受けていません。
→「Headwater」はＡかＣなのでこの条件は合致しませんし、特定には至りません。

２． ユウコが月曜日にレッスンを受けたのは「純愛無限ループ」ではありません。
→楽曲Ｄは「純愛無限ループ」なので誤りですし、不明の２曲の確定条件にはなりません。

３． リノが水曜日にレッスンを受けたのは「先どりピュアハート」ではありません。
→「先どりピュアハート」は楽曲Ｂで確定していて、リノの水曜日はＣなのでこれは事実ですが、不明の２曲の確定条件にはなりません。

4．ミナミが水曜日に練習したのは「Headwater」ではありません。
→ミナミの水曜日はＡなので、この条件だとＣが「Headwater」、
Ａが「乙女心と恋占い」で確定できます。よってこれが正解となります。

5．ユウコが水曜日にレッスンを受けたのは「先どりピュアハート」ではありません。
→ユウコの水曜日はＢで「先どりピュアハート」なので誤り。不明の２曲の確定条件にもなりません。

　以上のことから、
「4．ミナミが水曜日に練習したのは「Headwater」ではありません。」 のレポートの追加によって、全員のレッスンスケジュールが確定します。

	月	火	水
リノ	乙女心と恋占い	先どりピュアハート	Headwater
アツコ	先どりピュアハート	Headwater	純愛無限ループ
ユウコ	純愛無限ループ	乙女心と恋占い	先どりピュアハート
ミナミ	Headwater	純愛無限ループ	乙女心と恋占い

　ちなみに、問題文中の楽曲名はある国民的アイドルグループのヒット曲へのオマージュです。元ネタは全部わかりましたか？
　これがわかれば、あなたの記憶脳も大したものですよ！

思考力編 Level 3

コラム12 マンガも、競馬も、アイドルも興味ないんだけど……。

もしかしたら、本書の思考問題を解きながら、このようなストレスを感じたかもしれません。

確かに日常会話でも、自分が詳しくないことや、特に好きでもないことに関する話題が続くと飽きてきてしまうことがありますよね。しかし、実はこうした反応こそが、普段いかに記憶脳だけに依存して生きているかのあらわれでもあるのです。それに気づいていただくために、本書ではあえてさまざまな趣味にまつわるテーマを問題に取り入れてみました。

ある程度予備知識があったり、聞き慣れた単語が続く場合であれば、情報を整理することも苦になりません。しかし、そうでない場合は、情報を整理する段階から強い負荷がかかり、その中でもしっかりと思考脳を働かせられるかどうかが問われます。こういった負荷のかかる思考体験を積み重ねてこそ、本物の思考力が磨かれていくのです。

もっとも、毎日同じようなルーティンワークをこなすだけでは、思考脳が試される場面はあまりありません。そして、多くの人は人生の大部分をそういった習慣にのっとって過ごすので、仕事以外のあらゆる場でも、記憶脳で処理をするクセがついてしまうのです。その結果、趣味の幅が広がらなかったり、交友関係が広がらなかったり、さらにはせっかくの学びの機会を得ても吸収できなかったりするわけです。

記憶脳に頼るクセをなくせば、予備知識がない分野でも自分で楽しさを見つけ出せるようになります。その結果、あらゆる経験を先入観なく受け入れることができ、人生の充実へとつなげることができるのです。

子供の方が大人よりも成長力があるとされるのは、ひとえにその知的好奇心ゆえだと言われています。それはすなわち、彼らが記憶脳に縛られていないから……厳密に言うと、まだ思考や行動を縛るほどの記憶量がないからでしょう。

記憶脳に縛られた生き方から自分を解き放てば、知的好奇心を持ち続けられ、いくつになっても成長することができるのです。

メジャーリーグも注目！
最優秀スカウトマンは誰だ？

　アメリカ全土から、毎年のように優秀な高校生ピッチャーをスカウトしてきて、今や投手王国とも呼ばれる大学野球の名門・グランドラピッズ国際体育大学。

　しかし、強ければ強いなりの悩みもあるというもの。敏腕スカウトを引き抜こうと、他大学が接触しているという情報が耳に入りました。そこで、スカウトそれぞれが連れてきた全ての選手の今年の成績を見た上で、給与査定を見直すことにしました。

　彼らが連れてきたのは、本格派右腕のテディ・ケープランド、連投もお構いなしの鉄人右腕ヘンリー・ノースヒルズ、七色の変化球で凡打の山を築くリッキー・ヘルスマン、そして左の剛速球投手ショーン・ラピッドの４人です。彼らはそれぞれ学年も、そして今年の勝利数（３勝、６勝、９勝、12勝）も異なります。

　そこで、連れてきたピッチャーの勝利数の合計が最も多いスカウトに最高報酬を与えることにしました。
　さて、どのスカウトが最高報酬を手にするのでしょうか。

　なお、スカウトが１人で連れてきたピッチャーの場合はそのままの勝利数を、２人以上で連れてきたピッチャーの場合は公平に、関わった人数で勝利数を割り、カウントするものとします。

例：スカウト１人で連れてきたピッチャーが６勝
→該当スカウトに＋６勝

スカウト２人で連れてきたピッチャーが９勝
→それぞれに＋４.５勝

ウィリアム

「早いもので、私が彼を連れてきてもうすぐ１年か……。
　このまま順調に育てて３年後にはプロ入りさせてあげたいね。
　エース格の４人の中では一番勝っているわけだし、私の見る目に狂いはなかったと言えるだろうね」

スティーブ

「私が連れてきたバッターは、クリスといいブライアンといい、期待通りとは言いがたい結果に終わったけど、投手陣は順調だね。
　初めて連れてきたショーンもそうだし、その２年後に連れてきた同じハイスクールのテディも、どっちもプロ注目のピッチャーに成長したわけだからね！」

ジェフ

「今でこそ敏腕スカウトなんて呼んでもらえる私だけど、いろいろと教えてくれたラリーには感謝をしているよ。自分にとって、ラリーはライバルであると同時に、本当にいい先生だよ。
　彼の連れてきたリッキーの活躍を見て、この人に学ぼうと思って正解だった！　そして、彼に仕事を習いがてら一緒にスカウトしたヘンリーとショーンの今年の活躍には、思わず涙が出そうになったよ！」

ラリー

「私がスカウトしたピッチャーには、メジャーで活躍している投手も多いですよ。彼らの活躍が自分の仕事に誇りと自信を与えてくれますね。

　今の期待は、やはりジェフと一緒にスカウトしたショーンですね。なにせ、今シーズンに限って言えば、私がこれまでかつての同僚も含む3人でスカウトした他のエース格2人分の勝利数を挙げてくれたわけですからね！」

セルゲイ

「私はもともとラリーさんにスカウトされて入学したピッチャーだったんですよ。でも、同じくラリーさんがスカウトしてきたリッキーにエースの座を奪われて、そのときにプロの道を断念してスカウトになることを決めました。

　そんな私がスカウトとして初めて連れてきたテディが、あのリッキーの2倍も勝ってくれたのは痛快でしたね！」

> **ヒント**　登場人物が多く処理が大変なので、まずはピッチャーの学年と勝利数を整理しましょう。

スティーブ

〈解説〉　スカウトたちの手柄自慢や主観が多く含まれているので、彼らの発言の要点を整理し、まずはピッチャーそれぞれの学年と勝利数を確定させます。

情報１：一番多く勝ったのは１年生である。
情報２：ショーンはテディより２学年上である。
情報３：リッキーはヘンリー＆ショーンより上の学年である。
情報４：ショーンの勝利数は、ある投手２人の勝利数の合計と同じである。
情報５：テディはリッキーの２倍の勝利数である。

まずは、情報２と情報３より、全員の学年が確定します。

１年生　テディ　　　　２年生　ヘンリー
３年生　ショーン　　　４年生　リッキー

そして、次にそれぞれの勝利数を考えていきます。
勝利数は、３勝、６勝、９勝、12勝でした。

情報１：一番多く勝ったのは1年生である。
→したがって、テディが12勝ということになります。

情報４：ショーンの勝利数は、ある投手２人の勝利数の合計と同じである。
→残りの３人は３勝、６勝、９勝なので、ショーンの９勝が確定します。

情報５：テディはリッキーの２倍の勝利数である。

→テディが12勝なのでリッキーの６勝、ヘンリーの３勝が確定します。

１年生	テディ	12勝		２年生	ヘンリー	３勝
３年生	ショーン	９勝		４年生	リッキー	６勝

　そして、担当スカウトの手柄は以下の通りで、手柄を担当者数で分け合います。

ウィリアム⇒**テディ**（12勝／３人）
スティーブ⇒**テディ**（12勝／３人）**ショーン**（９勝／３人）
ジェフ⇒**ショーン**（９勝／３人）**ヘンリー**（３勝／３人）
ラリー⇒**ショーン**（９勝／３人）**リッキー**（６勝／３人）
　　　　　　ヘンリー（３勝／３人）
セルゲイ⇒**テディ**（12勝／３人）

　ラリーの発言から、リッキーもヘンリーも、ここには登場していないかつての同僚を含めた３人で連れてきたピッチャーであることがわかります。したがって手柄も３人で分け合う必要があるため、それぞれの勝利数を３で割って合算します。以上をまとめると、

ウィリアム＝４勝
スティーブ＝７勝（４勝＋３勝）
ジェフ　　＝４勝（３勝＋１勝）
ラリー　　＝６勝（３勝＋２勝＋１勝）
セルゲイ　＝４勝

　となり、一番優秀なスカウトはスティーブ（合計７勝）ということになります。

おわりに

ここまで読んでいただきありがとうございます。

そういった結びで終えるのが、どんな本でも定番のようですが。
わざわざ、この本に挑戦してくださったあなたに、そんなありきたりな挨拶でお別れするのも粋じゃない気がしますので、最後にもう1つ、これが解けたらIQ180以上確定！という超難問を出したいと思います。

 次の「？」には何が入りますか。

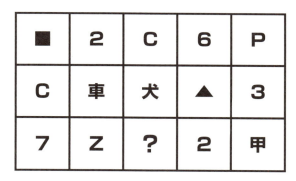

解答を明かす前に、なぜ私がこの本を書いたのかについて、お話しさせてください。

正直な話、私は今回、こういったパズル本を執筆することに関して前向きではありませんでした。なぜなら、高IQ者に対する誤ったイメージを助長するおそれがあると思ったからです。もともとパズルなんて特に好きじゃないですし、さらに言うと「高IQ＝パズルやクイズが得意」というパブリックイメージに対して「なんでや

ねん！」と呆れることも多いですから。

　それでもあえて執筆させていただいた理由は、パズルを解くことで、自分の考え方のクセや、IQとの正しい付き合い方を理解していただくきっかけになればと考えたからです。

　基本的にクイズ本・パズル本の類は、記憶力、分析力、思考力のセクションで構成されています。しかし本書は、「記憶脳にすがるから望む結果が得られない」というコンセプトのもと、あえて記憶力セクションを設けず、分析力と思考力を伸ばすことに特化した内容になっています。

　なぜ分析力と思考力が重要なのかと言えば、情報端末の発達により、知識を暗記する重要度が下がってきているからです。

　誰もがスマートフォンを持って手軽にインターネット検索ができる時代に、知識や情報を記憶している必要がはたしてどれくらいあるでしょうか。

　たとえば、英単語。通学中の電車の中などで、必死になって覚えた方も多いと思います。しかし、膨大な量の英単語を覚えて英会話ができること、英文が読めることよりも、それらは他人任せ、機械任せにして、その先にある相手の思惑を分析し、その後の展開を想像する方がよほど重要です。むしろ、なまじ英単語を知っているがゆえに、ビジネスの場で不利な立場に陥っている人は少なくありません。知識や情報の記憶にばかり気を取られていると、分析や思考がおろそかになり、気づかぬうちに誰かの支配下に置かれてしまうことになるのです。

　そんな人生に漠然とした不満を感じているからこそ、こうして本書を手に取ってくださったのではないでしょうか。

　さて、それでは最後の問題の解答です。

答えは「ありません」。

　この問題はでたらめに作成したもので、法則性も何もありません。
　あなたが、掲載された問題のうち、はたして何問正解できたのかはわかりません。もしかしたら全問正解して、自分は高IQだ！なんて得意になっていたところかもしれません。だからこそ、あえて最後にこんな問題を出してみました。

　そもそも、あなたがここまでの分析問題、思考問題を解けたのは、ちゃんと答えが存在する、という前提があったからです。しかし、現実社会で直面する問題には、必ずしも答えが存在するとは限りません。
　それこそ、答えが存在するかどうかという分析を行い、さらに解答する意味があるか、答えを明確にすることに意義があるかを思考し、その上で取り組むかどうかを考える必要があります。
　最後の問題を解こうとしてあれこれ考えてしまった時点で、本書の一連の流れから「答えがあるに違いない」という記憶に縛られての行動を取っているということです。それでは、今までと同じような頭の使い方をするだけではありませんか。
　ちょっと意地悪だったかもしれませんが、私がこの本で伝えたかったのは、こういうことなのです。クイズ本・パズル本の類を読んで、それを解いたくらいで頭がよくなれば苦労はありません。
　大切なのは、頭の使い方をよりよくすることです。ここまでのすべての問題は、この一言をわかっていただきたくて作成したのです。

　あなたが本書との出会いで、記憶脳に支配された生き方から解放され、物事を賢く分析・思考する、有意義な人生を歩んでくださることを祈っています！

関口智弘

本書の IQ 値は sd（標準偏差）24 で表記しています。

本書の内容は著者個人の考えに基づくものであり、
JAPAN MENSA の公式見解を示すものではありません。

関口智弘 せきぐちともひろ

1979年埼玉県生まれ。成蹊大学卒業後、3年間で5社での勤務を経験。広告会社・IT企業を経て独立。マーケティングシステムリース、ウェブサイトアクセスアップツール開発を本業とし、海外で馬主業にも参入。人口上位2％の知能（IQ148以上）を持つ人々の交流団体JAPAN MENSA会員。著書に『これからの「稼ぎ」の仕組みをつくろう』『群れない力』がある。

著者エージェント：アップルシード・エージェンシー
http://www.appleseed.co.jp/

高IQ者が考えた こうあいきゅーしゃ かんが
解くだけで頭がよくなるパズル と あたま

2019年 6月30日 第1刷発行

著 者　関口智弘 せきぐちともひろ

発行者　茨木政彦

発行所　株式会社 集英社
　　　　〒101-8050　東京都千代田区一ツ橋2-5-10
　　　　電話　編集部 03-3230-6143
　　　　　　　読者係 03-3230-6080
　　　　　　　販売部 03-3230-6393（書店専用）

印刷所　中央精版印刷株式会社

製本所　加藤製本株式会社

定価はカバーに表示してあります。
造本には十分注意しておりますが、乱丁・落丁（本のページ順序の間違いや抜け落ち）の場合はお取り替えいたします。購入された書店名を明記して小社読者係宛にお送りください。送料は小社負担でお取り替えいたします。但し、古書店で購入したものについてはお取り替えできません。なお、本書の一部あるいは全部を無断で複写・複製することは、法律で認められた場合を除き、著作権の侵害となります。また、業者など、読者本人以外による本書のデジタル化は、いかなる場合でも一切認められませんのでご注意ください。

©Tomohiro Sekiguchi 2019, Printed in Japan
ISBN978-4-08-788018-2 C0095